Bons carboidratos, maus carboidratos

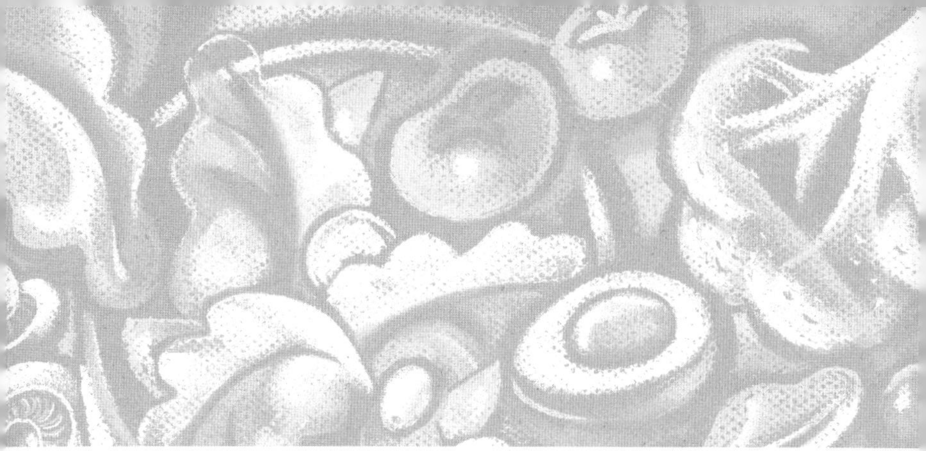

Bons carboidratos, maus carboidratos

Johanna Burani e Linda Rao

UM GUIA PARA ESCOLHER
OS ALIMENTOS CERTOS PARA
A SAÚDE E A BOA FORMA

SEXTANTE

Título original: *Good Carbs, Bad Carbs*

tradução
Ana Beatriz Rodrigues

preparo de originais
Marcos da Veiga Pereira

revisão
José Tedin Pinto e Sérgio Bellinello Soares

capa
Carolina Vaz

projeto gráfico e diagramação
Marcia Raed

fotolitos
R R Donnelley América Latina

impressão e acabamento
Lis Gráfica e Editora Ltda.

CIP-BRASIL. CATALOGAÇÃO-NA-FONTE
SINDICATO NACIONAL DOS EDITORES DE LIVROS, RJ

B966b
Burani, Johanna C.
Bons carboidratos, maus carboidratos
/ Johanna Burani e Linda Rao; tradução de Ana Beatriz Rodrigues. – Rio de Janeiro: Sextante, 2004.

Tradução de: Good carbs, bad carbs
ISBN 85-7542-122-0

1. Dietas de emagrecimento. 2. Índice glicêmico. 3. Carboidratos na nutrição humana. I. Rao, Linda. II. Título.

04-0878. CDD 613.25
CDU 613.24

Editora Sextante / GMT Editores Ltda.
Rua Voluntários da Pátria, 45 – Gr. 1.404 – Botafogo
22270-000 – Rio de Janeiro – RJ
Tel.: (21) 2286-9944 – Fax: (21) 2286-9244
Atendimento: 0800-22-6306
E-mail: atendimento@esextante.com.br
www.sextante.com.br

"Deixa teu alimento ser teu remédio."

Hipócrates

SUMÁRIO

PREFÁCIO

Quando começamos a escrever este livro, nossa primeira preocupação foi definir o público a que ele se destina. O objetivo é proporcionar ao leitor pouco familiarizado com carboidratos um conhecimento que lhe permita mais facilmente entender essas maravilhas nutricionais – como funcionam, o que fazem e por que são o tipo de alimento mais importante para se ter boa saúde e mais energia. Por isso, você vai observar que foi escrito em um estilo bastante informal, embora abordemos alguns tópicos técnicos.

Porém, antes de começarmos a falar no que incluímos no livro, gostaríamos de deixar bem claro o que você *não* encontrará aqui: não se trata de um livro didático de fisiologia, nem tampouco se destina a ser o livro definitivo sobre carboidratos. Mas, se você já tiver ouvido falar em carboidratos antes e quiser aprender como eles podem beneficiá-lo, acertou na escolha.

Os carboidratos são importantes porque o organismo os escolhe seletivamente como combustível. E a ingestão dos carboidratos *certos* – os carboidratos de lenta digestão – pode ajudá-lo a controlar os níveis de açúcar no sangue, lhe fornece energia suficiente para sustentá-lo ao longo do dia, ajuda-o a emagrecer com facilidade e segurança e melhora sua saúde cardíaca. É desses carboidratos que trata este livro.

Um livro dividido em duas partes

Como você pode ver no sumário, o livro é dividido em duas partes. Na Parte 1 descrevemos o que são carboidratos: como funcionam e como nosso bem-estar e nossa saúde são influenciados pela quantidade e pelo tipo de carboidratos que ingerimos.

A Parte 2 descreve o impacto que os carboidratos de lenta digestão têm no emagrecimento, diabetes e saúde cardíaca. Não estamos sugerindo com isso que a ingestão de carboidratos *isoladamente* possa prevenir doenças; nenhum alimento em si é capaz disso. Nosso objetivo é mostrar que a ingestão dos carboidratos adequados pode ter uma influência positiva sobre muitas doenças. Além disso, apresenta informações sobre a ingestão de carboidratos para crianças e dicas de nutrição para esportistas.

Embora você possa ficar tentado a começar sua leitura pela Parte 2, exatamente porque ela mostra como os carboidratos influenciam determinadas doenças, sugerimos que comece pela Parte 1, pois as informações nela contidas servem de base para o que vem a seguir. Começando pelo início, você entenderá melhor os termos que usamos ao longo do livro e por que os carboidratos podem afetar positivamente a sua saúde.

Por que você precisa deste livro

Se você acredita estar em boas condições de saúde – não sofre de diabetes, doenças cardíacas, nem precisa emagrecer –, talvez se pergunte se precisa mesmo ler este livro. Então responda às seguintes perguntas: Você sente uma queda de energia no meio da tarde? Costuma atacar a geladeira entre as refeições? Acredita que poderia se alimentar melhor? Se respondeu afirmativamente a uma dessas perguntas, talvez este livro possa ajudá-lo. E se você está acima do peso, sofre de diabetes ou apresenta alguma doença cardíaca, podemos lhe mostrar como você poderá administrar melhor suas condições de saúde, reduzir o risco de complicações futuras e se sentir muito melhor!

Saúde!

Johanna Burani e Linda Rao

Parte Um

CARBOIDRATOS:

O COMBUSTÍVEL PREFERIDO DO NOSSO CORPO

I
DIETAS VERSUS DIETA

Quem ainda não ouviu falar em dieta para emagrecer? Pode ser dieta com baixo teor de gordura, dieta com alto teor de proteína, ou dietas de baixas calorias – todas elas têm por objetivo promover o emagrecimento. Talvez você até já tenha experimentado algumas dessas dietas de emagrecimento no passado. Se tiver, saiba que não é o único: ao longo de um dado ano, mais da metade dos americanos se submete a algum tipo de dieta para emagrecer ou para tentar manter o peso. Infelizmente, poucos conseguem emagrecer definitivamente.

E as dietas de emagrecimento não são os únicos planos que recebem atenção: você provavelmente já ouviu falar também em dietas com alto teor de fibras, dietas saudáveis para o coração e dietas com baixo teor de sódio. Embora não sejam necessariamente dietas destinadas a promover o emagrecimento, podem fazê-lo. Sendo assim, o que é exatamente uma dieta? É feita para emagrecer ou não?

O que significa "dieta"?

A primeira definição da palavra no *Novo Aurélio* define o substantivo dieta como "ingestão de alimentos habituais, ou aquela que se faz visando preencher as necessidades específicas de um indivíduo, incluindo ou excluindo certos itens de sua alimentação".

Em seguida, ele oferece uma segunda definição de dieta:

"Privação total ou parcial da alimentação, prescrita pelo médico." (Embora uma dieta certamente possa parecer uma punição – pelo menos segundo essa definição –, esta não é a definição com a qual os nutricionistas trabalham!)

Portanto, é isso... **dieta é nossa alimentação normal**. Este livro explica como, com alimentos normais, a dieta cotidiana pode nos ajudar a alcançar e a manter a boa saúde, proporcionando-nos uma noção nítida do motivo pelo qual os carboidratos são os nutrientes que mais influenciam a dieta – uma dieta que afeta nosso dia-a-dia, bem como nossa saúde em geral.

Dieta dos 40 nutrientes ou mais (ou seja, uma dieta balanceada)

Vamos começar com a idéia de *dieta balanceada*. Uma dieta balanceada é o caminho certo para a boa saúde, pois fornece os 40 nutrientes ou mais de que precisamos diariamente. Consiste em uma ampla variedade e quantidade de alimentos saudáveis, densos em nutrientes. (Alimentos densos em nutrientes são os que oferecem muitas das coisas boas de que nosso sistema precisa – como cálcio, fibras e proteínas, por exemplo – em troca das calorias que recebe.) Uma dieta balanceada contém carboidratos, proteínas, vitaminas, sais minerais e água.

Pode parecer uma tarefa e tanto ter em mente todos esses nutrientes ao escolher um prato no cardápio de um restaurante ou nas prateleiras do supermercado. Mas quando o foco é a saúde, a tarefa torna-se mais fácil, até mesmo *habitual,* na maior parte do tempo.

Para nos ajudar, o Departamento de Agricultura dos Estados Unidos (USDA) e os Serviços de Saúde divulgaram as *Diretrizes alimentares para os americanos*, um manual de orientações cujo objetivo é ajudar na escolha da alimentação saudável e do mais recomendável estilo de vida. Atualizadas a cada cinco anos, a fim de refletir as informações mais recentes, essas diretrizes ganharam uma quinta edição em 2000.

Diretrizes alimentares para os americanos

Quer ajuda para fazer escolhas saudáveis em seu estilo de vida? Aqui estão algumas dicas:

- Procure ter um peso saudável.
- Exercite-se.
- Ingira uma variedade de grãos diariamente, sobretudo de grãos integrais.
- Coma muitas frutas e vegetais todos os dias.
- Mantenha os alimentos em boas condições.
- Opte por uma dieta com baixo teor de gordura saturada e de colesterol e modere o consumo de gorduras totais.
- Escolha bebidas e alimentos que limitem a ingestão de açúcar.
- Escolha e prepare alimentos com menos sal.
- Se beber, faça-o com moderação.

Estas recomendações com certeza nos oferecem um ponto de partida para uma vida saudável com base nos atuais conhecimentos médicos e em pesquisas, devendo proporcionar, além de uma boa saúde, até mesmo a saúde ideal.

Componentes de uma dieta saudável

Nutriente	Propósito	Fontes alimentares
Carboidratos	Atuam como a principal fonte de energia do organismo.	Cereais, grãos (inclusive massas, arroz, cevada, batata e milho), legumes, frutas, hortaliças, leite e laticínios.
Gorduras	Atuam como a forma de energia armazenada que o organismo utiliza quando não há carboidratos suficientes.	Carne vermelha, peixe, frango, gema de ovo, queijo (exceto queijos light), manteiga, margarina, óleos, requeijão e molhos para salada, maionese (exceto light), sementes e nozes.
Proteínas	São os "tijolos básicos" para os órgãos, tecidos, pele, ossos, enzimas e hormônios.	Carne vermelha, peixe, frango, clara de ovo, queijo, tofu, leite e derivados, legumes, nozes.
Vitaminas	Ajudam o organismo a se desenvolver e funcionar normalmente; podem conferir proteção contra doenças.	Grãos, frutas, hortaliças, laticínios, carnes, óleos, nozes e sementes.
Minerais	Ajudam o organismo a se desenvolver e funcionar normalmente; podem conferir proteção contra doenças.	Grãos, frutas, hortaliças, laticínios, carnes, óleos, nozes e sementes.
Água	Necessária para todas as atividades metabólicas; ajuda a transportar a glicose e outros nutrientes vitais até as células; a eliminar os dejetos celulares; a manter a temperatura do corpo constante.	Líquidos como água, suco, leite, refrigerante, bebidas não-cafeinadas; a água está presente em praticamente todos os alimentos, ainda que em pequena quantidade.

Sua dieta: o papel dos carboidratos

O interesse pelos grãos, frutas e vegetais na alimentação coloca esses e outros alimentos ricos em carboidratos, como leite e laticínios, sob os holofotes. Mas como e por que os carboidratos conseguiram toda essa atenção? Se a maior parte das escolhas alimentares deve incluir esses grupos, é importante entender a função deles no organismo.

Antes de tudo, vamos repetir: o organismo precisa, além de proteínas, gorduras, vitaminas, sais minerais e água, de carboidratos para ser saudável, e muitos alimentos contêm grandes quantidades desses nutrientes vitais. Eles desempenham uma função importante em uma dieta balanceada e devemos obtê-los por meio de alimentos ricos em carboidratos. Sendo assim, por que os carboidratos são tão importantes? *Porque são o principal combustível do nosso organismo.*

O organismo prefere extrair energia dos carboidratos que ingerimos do que das proteínas e da gordura. Sem entrar nas explicações químicas dos motivos pelos quais os carboidratos recebem um tratamento especial (isso vem depois), por enquanto vamos dizer apenas que o organismo reconhece que os carboidratos contêm maior potencial para gerar energia. O organismo sabe, de algum modo, que após a ingestão de carboidratos acabará com mais glicose na corrente sangüínea do que após a ingestão de proteínas ou gorduras.

Portanto, o que o organismo gera depois que ingerimos alimentos com alto teor de carboidratos? A maior parte da energia necessária para realizarmos nossas atividades cotidianas.

Fontes de carboidratos na alimentação

Entre os alimentos ricos em carboidratos estão cereais, grãos, legumes (como lentilha e feijão-mulatinho), frutas, vegetais e derivados do leite.

Sua dieta: o papel das gorduras

No que diz respeito a obter energia rapidamente dos alimentos, o organismo praticamente ignora as gorduras alimentares, embora elas dêem uma excelente contribuição, proporcionando a forma de energia que podemos armazenar com facilidade para utilizar posteriormente. O armazenamento de gordura funciona da seguinte forma: de todos os nutrientes que ingerimos, as gorduras são os que contêm a maior quantidade de calorias. E, devido à estrutura química dessas calorias, o organismo as escolhe como nutriente preferido para armazenamento de gordura corporal. O organismo foi programado, ao longo da evolução, para armazenar as gorduras *alimentares* como gordura *corporal*, a ser usada em épocas de escassez de alimentos que possam ocorrer no futuro. Como a maior parte de nós só sente fome durante algumas horas (quando muito), em geral não temos chance de acessar esse depósito de gordura quando precisamos de energia. Já sabemos para onde tudo isso vai: para o quadril, a barriga e o bumbum!

Assim, das gorduras, o organismo retira suas melhores reservas de energia. Na verdade, o organismo adora armazenar energia e tem uma capacidade praticamente ilimitada de fazê-lo. Quanto mais gordura armazena, mais feliz ele fica. Mas isso não é novidade, certo? Essa capacidade de armazenamento explica, entretanto, por que é uma ótima idéia reduzir a gordura quando se deseja emagrecer.

Fontes alimentares de gorduras

Entre as fontes de gordura na alimentação estão carne vermelha, peixe, frango, gema de ovo, queijo (exceto os desnatados), leite e laticínios (exceto os desnatados), manteiga, margarina e óleos, requeijão cremoso e molhos para salada, maionese (exceto a sem gordura), sementes e frutas.

Sua dieta: o papel das proteínas

As proteínas alimentares têm uma condição privilegiada no organismo: são elas que fornecem a única matéria-prima que o organismo utiliza para se restaurar e reparar. Se o corpo fosse forçado a usar proteínas para gerar energia, por não haver carboidratos – seu combustível preferido – em quantidade suficiente, ele poderia; e, em casos extremos, como durante períodos prolongados de inanição, ele o faz. Mas quebrar a proteína para transformá-la em energia é um processo muito mais complicado, que o organismo não executa com facilidade.

Assim, o organismo obtém das proteínas as unidades básicas para produzir e manter os órgãos, os músculos, a pele, os tecidos e a massa muscular magra. A proteína é vital para um corpo saudável, mas, cuidado: de nada adianta ingerir calorias em excesso sob a forma de proteínas, pois o organismo não produzirá músculos mais fortes nem maiores – produzirá, sim, gordura corporal.

Fontes alimentares de proteínas

Entre as principais fontes de proteínas estão: carne vermelha, frango, clara de ovo, queijo, tofu, leite e laticínios, legumes e nozes.

Em suma, quais são os benefícios da ingestão de uma dieta balanceada?

- Proporções balanceadas de carboidratos (55 a 60%), proteínas (10 a 15%) e gorduras (menos de 30%).
- Calorias suficientes para suprir nossas necessidades de energia diárias.
- Pelo menos as quantidades mínimas da maior parte dos 40 ou mais nutrientes (ou todos eles) de que precisamos para ter boa saúde.

Não parece muito difícil, parece? E, com uma dieta balanceada, você vai se sentir ótimo e ter uma excelente aparência.

Conclusão

- Dieta é nossa alimentação normal.
- Uma dieta balanceada contribui para a boa saúde fornecendo os 40 ou mais nutrientes de que precisamos diariamente.
- Os carboidratos são o combustível de escolha do organismo.
- Os carboidratos fornecem a energia necessária para as nossas atividades diárias.

2
COMO FUNCIONAM OS CARBOIDRATOS

Por terem uma função de tamanha importância no organismo, os carboidratos merecem uma explicação mais detalhada. E embora tenhamos nos esforçado ao máximo para simplificar algumas informações excessivamente técnicas, sabemos que, para algumas pessoas, a leitura deste capítulo será um pouco complexa. Mesmo assim, será relativamente fácil entender os conceitos como os apresentamos aqui; por isso, não desista. Quando tiver uma noção básica dos fatos aqui apresentados, você saberá por que os carboidratos são o nutriente mais importante para o seu dia-a-dia. Pronto para começar? Então vamos lá!

Todas as funções orgânicas, da respiração ao pensamento, passando pela movimentação do corpo, vêm da energia que as moléculas produzem dentro das células. E essas moléculas vêm dos alimentos que ingerimos. Por isso os alimentos têm um efeito direto sobre a energia que o organismo produz. Mas, o que são essas moléculas? E o que fazem?

Para entender as moléculas

As moléculas são pequenas unidades que compõem tudo que nos cerca – cães e gatos, girassóis e borboletas, os alimentos que ingerimos. Nosso corpo também é composto de trilhões de moléculas. E de que é feita uma molécula de carboidrato? Quando pensamos em quantos milhares, dezenas de milhares, de alimentos diferentes contendo carboidratos existem (entre eles batata, biscoito de chocolate, maçã e uva, *milk shake* e *fettuccine* Alfredo), ficamos admirados ao descobrir que todos contêm apenas três unidades básicas, chamadas átomos: carbono (C), oxigênio (O) e hidrogênio (H). Na verdade, é daí que vem o nome carboidrato:

carbo = carbono (C)

hidrato = com água (H_2O)

Esses átomos se reúnem (ou se ligam) para formar as moléculas de carboidrato. Os tamanhos e formas diferentes dessas moléculas de carboidratos conferem as características especiais aos alimentos que formam. Por exemplo, os carboidratos do pão têm uma estrutura química e um tamanho diferente dos carboidratos presentes no pêssego – por isso, o sabor do pão é diferente do sabor do pêssego. Mas, como todas essas moléculas são feitas de carbono, oxigênio e hidrogênio, todas são carboidratos.

Os carboidratos simples

Os carboidratos simples são açúcares e se dividem em duas categorias: (1) os açúcares compostos de uma molécula, ou açúcares simples, ou (2) os açúcares compostos de duas moléculas, ou açúcares duplos. Seus nomes científicos são monossacarídeos e dissacarídeos, respectivamente. Os monossacarídeos mais importantes são a *glicose*, a *frutose* e a *galactose*. Os dissacarídeos mais importantes são a *maltose*, a *sacarose* e a *lactose*. O organismo quebra esses açúcares compostos em pelo menos uma molécula de glicose e outro açúcar simples.

Na verdade, este livro trata basicamente da glicose: onde ela entra em nossa dieta e como obtê-la por meio dos alimentos, o que o organismo faz com ela e por que prefere usar carboidratos para obtê-la.

Os monossacarídeos: glicose

A glicose, a "gasolina" do organismo, é o açúcar mais importante do nosso organismo. É a forma de açúcar que flui pelo sangue para levar energia às células, além de servir como a unidade estrutural do glicogênio, uma das formas de energia armazenadas no organismo.

Como açúcar, a glicose tem um sabor levemente adocicado e ocorre naturalmente em alimentos como frutas e mel. Em nosso organismo, desempenha um papel vital: nenhuma outra substância é mais essencial. A glicose é a forma de energia que trafega pelas nossas células, permitindo-lhes desempenhar suas funções. Toda atividade realizada pelas células do corpo ocorre por causa da glicose. Sem glicose, não existe vida. Tal é a sua importância.

O que significa tudo isso?

Você está confuso diante de todos esses termos técnicos? Não se preocupe. O significado dessas palavras aparentemente complexas pode se tornar bastante simples ao analisarmos seus componentes:

mono = um	sacarídeo = açúcar
di = dois	ose = açúcar em
poli = muitos	

Os monossacarídeos: frutose

A frutose, conhecida também como açúcar das frutas, é encontrada naturalmente em todas as frutas, no mel e na seiva das árvores. De todos os açúcares que ocorrem naturalmente, é o que tem sabor mais adocicado; pode ser encontrada como ingrediente em geléias, sorvetes, biscoitos, iogurtes e outros doces. Com um pouco de ajuda do fígado, a frutose pode ser convertida em glicose, ou armazenada sob a forma de amido, como glicogênio. E, se as reservas de glicogênio estiverem cheias, o organismo armazena a frutose como gordura.

Os monossacarídeos: galactose

Este açúcar ajuda a formar o dissacarídeo lactose, e é importante porque a lactose é o açúcar contido no leite, parte essencial de uma dieta balanceada. A galactose também é um componente de diversos estabilizantes, como a carragenina, que costuma ser utilizada em muitas sobremesas prontas e balas.

Açúcares simples (monossacarídeos)

	Propósito	Encontrados em
Glicose	Principal fonte de energia imediata do organismo; o excesso é armazenado sob a forma de glicogênio.	Frutas, mel, açúcar.
Frutose	Usada para energia imediata e armazenada.	Frutas, mel, seiva das plantas, açúcar.
Galactose	Usada para energia imediata e armazenada.	Leite e derivados, agentes usados na goma de mascar e no sorvete.

Os dissacarídeos: maltose

A maltose, conhecida também como açúcar do malte, não costuma ser usada como ingrediente dos alimentos. Mas há duas coisas importantes que precisamos saber a seu respeito: primeiro, é um dissacarídeo, o que significa que é feita de dois açúcares simples – neste caso, duas moléculas de glicose. Simplificando, o organismo pega uma molécula de maltose e transforma em duas moléculas de glicose. Segundo, sempre que você digere amido, o organismo quebra o amido, transformando-o em maltose, que em seguida é transformada em glicose. Assim, ao seguirmos uma dieta balanceada, estaremos ingerindo uma quantidade razoável de moléculas de amido. O organismo digere com facilidade 100% dessas moléculas, transformando-as no açúcar que busca – a glicose.

A história do pão branco

Você já deixou um pedaço de pão branco fatiado ficar na sua boca o tempo suficiente para que as enzimas iniciem a digestão? Se já o fez, deve ter percebido que o pão começou a ficar adocicado. Por que isto acontece? O amido no pão começa a se quebrar, produzindo moléculas cada vez menores até que se forma o açúcar (maltose) – e lembre-se, cada molécula de maltose é feita de duas moléculas de glicose. É daí que vem o sabor doce.

Os dissacarídeos: sacarose

Sacarose é o nome sofisticado pelo qual chamamos o açúcar de mesa. É o açúcar que usamos para adoçar o chá ou café ou para salpicar sobre o cereal do café da manhã. Provavelmente é o açúcar com o qual estamos mais familiarizados; pode ser usado na culinária e o ingerimos ao longo do dia em alguns alimentos preparados comercialmente. A sacarose também ocorre naturalmente em alguns sucos vegetais ou na seiva das árvores (como o xarope de bordo).

Eis os motivos da importância da sacarose: Em primeiro lugar, esse dissacarídeo é feito de glicose e frutose. O que o organismo faz com cada parte do açúcar? Você já deve ter adivinhado: usa a glicose para gerar energia imediata e envia a frutose ao fígado para ser transformada em glicose e gerar energia imediata (se for necessária) ou, o que é mais provável, a frutose é armazenada sob a forma de glicogênio, para uso posterior. Isso significa que cerca de metade da sacarose que ingerimos transforma-se em energia prontamente disponível, ou seja, glicose.

Quando comparamos a digestão do açúcar à digestão de um amido como pão, chegamos a uma conclusão impressionante: obtemos energia mais rapidamente do amido dos alimentos do que no açúcar dos alimentos. Por quê? Porque o amido se transforma em maltose, 100% da qual se tornam glicose, mas somente 50% da sacarose são convertidos em glicose. Mas vamos reservar essa discussão para um pouco mais adiante, quando abordarmos como os diferentes tipos de carboidratos – tanto os amidos quanto os açúcares – afetam os níveis de açúcar no sangue e a saúde em geral.

✔ Informação nutricional: Segundo estatísticas do Centro de Pesquisas em Nutrição Humana do USDA, os americanos estão consumindo atualmente a média de 20 colheres de chá de açúcar adicionado por dia, o que corresponde a cerca de 300 calorias!

✔ Informação nutricional: O USDA recomenda o consumo máximo de dez colheres de chá de açúcar adicionado por dia. Uma lata de Pepsi contém exatamente o correspondente a dez colheres de chá de açúcar.

Informações básicas sobre o açúcar branco de mesa

De que é feito o açúcar de mesa? A sacarose é o caldo refinado da cana-de-açúcar ou da beterraba, processado em grânulos (açúcar granulado).

Os dissacarídeos: lactose

A lactose, o açúcar encontrado no leite, também é um dissacarídeo; os açúcares simples contidos nela são a glicose e a galactose. A parte da glicose da lactose funciona como fonte imediata de energia, enquanto o fígado lida com a galactose (de forma semelhante ao que faz com a frutose na sacarose). A lactose provoca problemas de estômago em algumas pessoas: os indivíduos com intolerância à lactose têm níveis mais baixos da enzima que decompõe este açúcar no intestino. Quando permanece no intestino e é maldigerida, a lactose fermenta, gerando cólicas, distensão abdominal, gases e diarréia. Se esse problema irritante e desconfortável o afetar, as medidas a seguir podem ser importantes: 1) ingerir apenas pequenas quantidades do alimento que lhe faz mal; 2) ingerir laticínios sem lactose ou com lactose reduzida; ou 3) tomar cápsulas de lactose ao ingerir leite e derivados.

✔ Informação nutricional: Intolerância à lactose não é o mesmo que alergia a leite, que é causada por uma reação imune da pessoa à proteína presente no leite.

Açúcares duplos (dissacarídeos)

	Transformam-se em	Propósito	Encontrados em
Maltose	glicose + glicose	Usadas para obter energia imediata.	Qualquer alimento que contenha amido.
Sacarose	glicose + frutose	Usadas para energia imediata e armazenada.	Açúcar de mesa.
Lactose	glicose + galactose	Usadas para energia imediata e armazenada.	Todas as formas de leite e derivados.

Os carboidratos complexos

Alguns carboidratos são complexos porque são moléculas muito maiores do que os carboidratos simples; consistem em muitas unidades de glicose agrupadas, conhecidas quimicamente como polissacarídeos. Os carboidratos complexos consistem em *glicogênio* (como os animais – inclusive os seres humanos – armazenam a glicose não utilizada), *amido* (como as plantas armazenam a glicose não utilizada) e *fibras* encontradas nos alimentos de origem vegetal.

As enzimas digestivas do organismo não conseguem quebrar as fibras vegetais; essas fibras ajudam a formar o "bolo" na alimentação. Os animais usam os depósitos de glicogênio quando o suprimento de glicose está baixo; as plantas fazem a mesma coisa com suas reservas de amido.

Os polissacarídeos: glicogênio

Aqui está tudo que você precisa saber sobre o glicogênio: é um carboidrato complexo encontrado no organismo mas *não* nos alimentos que digerimos. Então, de onde vem? Está lembrado das moléculas de frutose e galactose que vão para o fígado?

Bem, a primeira coisa que o fígado faz com essas moléculas é armazená-las de forma que possam ser usadas mais tarde para obter energia com rapidez (ou seja, em forma de carboidratos, não em forma de gordura, a outra fonte de energia armazenada que todos nós conhecemos tão bem).

Por falar nisso, o fígado também dispensa o mesmo tratamento às moléculas de glicose não utilizadas: armazena a glicose como glicogênio, que é produzido e armazenado tanto no fígado quanto nas células musculares. O corpo pode usar o glicogênio do fígado para obter energia imediata se esta for necessária para complementar um suprimento baixo de glicose, como durante a noite, mas o glicogênio dos músculos geralmente é usado dentro das células musculares. Como o glicogênio é composto de muitas moléculas de glicose, quando você precisa de energia do fígado ou dos músculos, as moléculas rompem com facilidade os elos que o unem à glicose. Resultado: uma onda de energia – exatamente o que o corpo precisava. E cá estamos nós de volta à glicose novamente! E de volta ao mecanismo usado pelo corpo para recuperar glicose de sua fonte de combustível preferida, os carboidratos (neste caso específico, glicogênio).

Os polissacarídeos: amido vegetal

O amido representa para as plantas o que o glicogênio representa para os seres humanos. Pode haver centenas, até milhares de moléculas de glicose reunidas para formar uma molécula de amido, por isso, na verdade, elas são os "chefões" do mundo das moléculas. Vegetais como inhame ou grãos de arroz armazenam sua energia – sua glicose – sob a forma de amido para usar para o crescimento, quando necessário.

Felizmente para nós, humanos, conseguimos digerir a maior parte dos amidos das plantas. Pense nas vezes em que você já comeu trigo, milho, arroz e batata. Esses alimentos contêm grande quantidade de amido e o corpo sabe como quebrá-los para obter o combustível necessário – a glicose.

✔ Informação nutricional: Um cubo de 2,5 cm de um alimento contendo amido, como batata, pode conter até um milhão de moléculas de amido.

Os polissacarídeos: fibras vegetais

As fibras presentes nas plantas são essenciais à sua sobrevivência. Essas fibras sustentam a planta e transportam oxigênio, água e nutrientes para todas as suas partes. Obtemos fibras vegetais alimentares de todas as plantas que ingerimos, seja ela uma fruta ou uma verdura, um grão ou um legume, desde que elas não tenham sido eliminadas durante algum processo de refino.

Assim como os outros carboidratos complexos, glicogênio e amido, as fibras vegetais também são polissacarídeos; ou seja, também são feitas de muitas moléculas de açúcar reunidas. Mas há uma diferença entre os outros polissacarídeos e os amidos das plantas: nosso organismo não consegue digeri-los. (Para dizer a verdade, algumas fibras podem ser digeridas por algumas das bactérias que vivem no intestino humano, mas não pelo corpo em si.) Por essa razão, as fibras vegetais são definidas como polissacarídeos que não contêm amidos, ou carboidratos "indisponíveis". Mas não pense mal das fibras, pois elas desempenham uma função muito importante. Simplesmente por permanecerem praticamente intactas no intestino, elas ajudam a reduzir o colesterol e retardar a digestão dos alimentos e a absorção de glicose (o que é bom para o nosso organismo, como explicaremos mais adiante). Além disso, aumentam o bolo fecal.

Existem cerca de sete tipos de fibras importantes na alimentação. Algumas delas podem até lhe parecer familiares: você já deve ter visto esses polissacarídeos ao seguir uma dieta rica em fibras ou de emagrecimento. Talvez já os tenha visto também na lista de ingredientes de muitos rótulos de alimentos.

Fibras solúveis

Quatro das fibras são solúveis: pectinas, gomas, mucilagens e algumas hemiceluloses. As bactérias que vivem em nosso intestino podem digerir essas fibras e, ao fazê-lo, as fibras são decompostas, transformando-se em um gel. Este gel realiza coisas maravilhosas, como reduzir o colesterol e regular os níveis de glicose durante longos períodos de tempo. Você encontrará fibras solúveis em alimentos de origem vegetal como farelo de aveia e de arroz, aveia trilhada, cevada, feijões, cenoura e maçã com casca, entre outros.

Onde está a fibra?

Verdadeiro ou falso? Os alimentos derivados de fontes animais (carnes, ovos, queijo e leite, por exemplo) não contêm fibras.

Resposta: Verdadeiro.

Fibras insolúveis

Existem três tipos de fibras insolúveis: *celulose*, muitas *hemiceluloses* e *lignanas*. Essas fibras absorvem grandes quantidades de água no trato digestivo, por isso são responsáveis pela formação do bolo fecal que acabamos eliminando. Aqui estão algumas das coisas boas que as fibras insolúveis fazem por nós:

- reduzem o apetite;
- retardam o ritmo de absorção de glicose no sangue que é formada a partir dos açúcares e amidos digeridos;
- melhoram ou até curam a constipação;
- reduzem o risco de hemorróidas, diverticulose e síndrome do cólon irritável.

Embora a maior parte das fibras que ingerimos não produza glicose, elas afetam a velocidade do transporte da glicose na corrente sangüínea. Portanto, até esses carboidratos desempenham uma função importante em nossa vida cotidiana e na saúde em geral. Mas a história não pára por aí.

Carboidratos complexos (polissacarídeos)

	Propósito	Encontrados em
Glicogênio	Usado para rápida liberação de energia armazenada.	Nenhum alimento contém glicogênio.
Amido	Usado para obter energia imediata.	Trigo, milho, arroz, batata.
Fibras vegetais	Usadas para: reduzir o apetite; retardar a taxa de absorção de glicose; melhorar a constipação; reduzir o risco de hemorróidas, diverticulose e síndrome do cólon irritável.	Solúveis: farelo de aveia e arroz, aveia trilhada, cevada, feijão, cenoura. Insolúveis: trigo integral, legumes, frutas, vegetais.

Por que os carboidratos são tão importantes?

O corpo gosta de extrair energia dos carboidratos; por isso, os carboidratos são o combustível de escolha do corpo.

Glicose é a forma de energia que o corpo usa para todas as suas atividades.

Se seguimos uma dieta balanceada, pelo menos a metade de nossas calorias diárias vem dos carboidratos; por isso, fornecemos ao corpo a maioria das calorias que ele usará para suprir suas necessidades de energia, em sua forma preferida.

Digestão e absorção dos carboidratos

Pergunta: Para que o organismo digere os alimentos?

Resposta: Para obter a energia necessária à execução de todas as suas atividades cotidianas.

Pergunta: Que forma de energia o corpo usa?

Resposta: Glicose.

Pergunta: Que alimentos o corpo digere com mais facilidade, transformando-os em glicose?

Resposta: Carboidratos.

Pergunta: Por quê?

Resposta: Como a glicose já é um carboidrato, o organismo não tem que se esforçar muito para extrair energia dela. Por isso, o organismo gosta tanto dos carboidratos e assim lhes dá preferência.

Pergunta: Como a glicose é distribuída pelo corpo?

Resposta: Continue lendo!

Digestão dos carboidratos

Para ajudar a ilustrar o processo de digestão, vamos seguir o caminho percorrido por um pedaço de pão no sistema digestivo, começando pela boca.

- Com a ajuda da língua, os dentes moem e despedaçam o pedaço de pão. Enquanto isso, a saliva cobre o pão.
- A amilase, uma enzima digestiva presente na saliva, começa a partir algumas dessas enormes moléculas de amido em polissacarídeos cada vez menores e acaba dividindo alguns no dissacarídeo maltose. (Lembra do experimento de ficar com um pedaço de pão na boca o tempo suficiente para provar o sabor adocicado das moléculas de maltose?) Este é um processo que depende do tempo em que o alimento permanece na boca.
- Assim que é engolido, o pão viaja até o esôfago e, depois de

alguns minutos, entra no estômago. O estômago atua mais ou menos como uma máquina de lavar, banhando o pão em ácido clorídrico e enzimas gástricas.

- Quando o "ciclo" termina, os ácidos do estômago desinfetaram o pão. (O que é uma boa coisa: pense em todas as bactérias que ingerimos quando levamos um alimento à boca.) Além disso: 1) o corpo digeriu a enzima amilase que se prendeu ao pão na boca, por isso sua função digestiva chegou ao fim; 2) o ácido clorídrico separa os dissacarídeos que tenham sido transformados até agora, principalmente maltose em glicose; 3) outros polissacarídeos estão sendo partidos em mais dissacarídeos; e 4) as fibras do pão se separaram do amido, mas não foram digeridas, e permanecem no estômago. Esta permanência retarda o movimento dos carboidratos simples que acabaram de se formar no intestino delgado.
- A próxima parada dentro do trato digestivo é o intestino delgado, um tubo de mais de seis metros de comprimento, a estação central do processo digestivo. É no intestino delgado que o pão será totalmente decomposto.
- A essa altura, todas as moléculas de amido tornaram-se moléculas de maltose e, depois, moléculas de glicose.
- O intestino delgado é o fim da linha de praticamente todo o processo de digestão do pão; todas as fibras presentes no pão seguirão para o intestino grosso e serão eliminadas.
- Resultado da digestão: glicose; e possivelmente frutose e galactose se algum ingrediente, como leite ou açúcar, tiver sido acrescentado ao pão antes de ir ao forno.

Um lembrete: Estamos descrevendo a digestão de carboidratos porque este é um livro sobre carboidratos. O corpo também digere proteínas e gorduras alimentares, como explicaremos mais adiante.

Absorção de carboidratos

Resumindo: Durante a digestão, o corpo quebra os carboidratos, transformando-os em uma forma de energia para utilização mais imediata, a glicose, que é transferida das células do intestino para o sangue. O sangue a transporta pelo corpo através da *absorção*.

Devido à presença de células especializadas em seu revestimento, o intestino delgado é perfeitamente adequado à transferência de glicose do intestino para a corrente sangüínea. Essas células, chamadas vilosidades, assemelham-se a pequenas saliências.

As vilosidades permitem que a glicose saia da parede intestinal e seja transportada pelo sangue em circulação.

O sangue flui diretamente para e pelo fígado, onde todos os monossacarídeos (glicose e possivelmente frutose e galactose) são processados.

Resultado da absorção: A glicose que passa pelo fígado é transportada para o sangue e está pronta para ser usada.

Assim, repetindo:

Pergunta: Como o corpo extrai glicose dos carboidratos e a fornece ao sangue? Como usa a glicose como combustível?

Resposta: Digere os alimentos ingeridos fazendo-os passar pelos órgãos digestivos (boca, esôfago, estômago, intestino delgado e fígado), quebrando-os cada vez mais, até que se tornem apenas açúcares simples, que passam pelo fígado para a corrente sangüínea como glicose.

A glicose no corpo e no sangue

Puxa! O corpo tem um trabalhão e repete todo o processo sempre que ingerimos um alimento. Mas a descrição do trabalho ainda não está completa. O que acontece quando a glicose finalmente está circulando pelo corpo? Como extraímos energia da molécula de glicose?

Primeiro, a molécula de glicose tem que *entrar* na célula que precisa de energia. Mais adiante, em outro capítulo, abordaremos os detalhes deste processo. Por enquanto, a explicação mais simples é de que um mecanismo de transporte (a insulina) acompanha a glicose até a célula.

Assim que a glicose entra na célula, muitas reações químicas complicadas precisam ocorrer em uma certa seqüência para produzir a energia necessária.

As enzimas quebram a molécula de glicose ao meio; essas duas partes podem se unir novamente ou sofrer quebras sucessivas, gerando segmentos menores.

Como os segmentos menores não podem ser reunidos para se transformar novamente em glicose, uma das seguintes coisas acontecerá com eles: 1) eles podem se transformar em gordura corporal; ou 2) podem ser quebrados completamente em três produtos finais: dióxido de carbono, água e... *energia*.

Desde que exista um suprimento constante de carboidratos disponíveis na alimentação, esse processo ocorrerá com esforço mínimo. Lembre-se: nosso corpo é bem competente em transformar carboidratos em energia.

Enquanto estamos transformando carboidratos em glicose para energia imediata, também estamos digerindo proteínas em aminoácidos para suprir nossas necessidades de proteínas, e gorduras em ácidos graxos para armazenar em nossas reservas de energia. A insulina ajuda a fazer todas essas entregas; sua função de acompanhante permite que as células recebam os produtos digestivos simples: glicose, aminoácidos e ácidos graxos.

Afinal, o que é insulina

O que é insulina?	É um hormônio.
Onde é produzida?	No pâncreas.
Qual a sua função?	Controlar o transporte de glicose da corrente sangüínea para as células.

Os depósitos de glicogênio

O corpo dispõe de uma reserva de suprimento de amido que pode ser quebrado com facilidade, chamado glicogênio, que é armazenado no fígado e nas células musculares. Os depósitos de glicogênio do fígado aumentam o suprimento de energia para o cérebro, células nervosas e outros órgãos quando os níveis de glicose no sangue estão baixos. Os depósitos de glicogênio nos músculos (cerca de duas vezes a quantidade armazenada no fígado) são usados pelos próprios músculos. E lembre-se: o corpo só utiliza esses suprimentos quando os níveis de glicose no sangue são inadequados para suas necessidades imediatas de energia.

Conclusão

- Todas as células vivas precisam de glicose para ter energia.
- Os seis carboidratos simples são glicose, frutose, galactose, maltose, sacarose e lactose.
- Os três carboidratos complexos são glicogênio, amido vegetal e fibras vegetais.
- O corpo digere os alimentos fazendo-os passar pelo sistema digestivo, quebrando-os até que se tornem açúcares simples, aminoácidos e ácidos graxos.
- A insulina acompanha a glicose, os aminoácidos e os ácidos graxos até as células, onde são usados.

3
CARBOIDRATOS DE RÁPIDA DIGESTÃO E DE LENTA DIGESTÃO: UMA INTRODUÇÃO

Vamos recapitular o que dissemos até agora: o organismo ingere o alimento e, numa dieta balanceada, a maior parte das calorias desses alimentos vem dos carboidratos. O organismo ingere o alimento a fim de obter energia para realizar seu trabalho diário. A energia desses carboidratos assume uma forma chamada de glicose; os carboidratos são a fonte preferida de glicose do organismo.

A transformação do alimento em glicose é um processo desenvolvido em diversas etapas que, na maior parte do tempo, começa e acaba sem que estejamos conscientes do que está acontecendo. Terminada a digestão, os produtos finais são adequadamente embalados para entrega: os aminoácidos (da digestão da proteína) entram nas células para produzir mais proteína corporal ou massa corporal magra; os ácidos graxos (da digestão da gordura) chegam às células como uma forma de energia armazenada; e as recém-formadas moléculas de glicose da digestão dos carboidratos também são embaladas para viagem – vão para a corrente sangüínea, gerando a energia que começaremos a utilizar imediatamente.

Contudo, para ser útil, a glicose precisa *entrar* nas células. E, como mencionamos rapidamente no último capítulo, é aí que entra a megaestrela do metabolismo, a insulina. Veja a seguir como a energia "penetra" nas células:

- Quando é descarregada na corrente sangüínea após a digestão, a glicose encontra outras moléculas de glicose que já estão lá (o sangue sempre tem alguma glicose). O cérebro inicia uma série de reações que acabam levando a glicose para fora do sangue e até as células, onde ela precisa estar.
- O cérebro ordena que o pâncreas secrete insulina. Por quê? Porque a glicose não é capaz de sair sozinha do sangue e chegar às células – precisa ser transportada, e a insulina é que a transporta.
- Sob condições normais, a quantidade adequada de insulina de que o organismo precisa para a carga real de açúcar naquele momento é a quantidade que o pâncreas secreta no sangue.
- Agora, uma molécula de insulina escolhe uma molécula de glicose e a acompanha até a célula. Na membrana da célula existem vários locais receptores; vamos chamá-los de "portas". A insulina tem a "chave" para abrir a "porta". Agora, a molécula de glicose pode entrar na célula e lhe fornecer a energia de que precisa para funcionar adequadamente.
- À medida que esse processo continua, uma quantidade cada vez maior de glicose entra em um número cada vez maior de células, até que o organismo tenha a energia necessária para realizar suas funções, de dia ou de noite.
- Depois de aproximadamente quatro a cinco horas, o nível de açúcar no sangue começa a cair de novo, pois, durante várias horas, a glicose ficou passando do sangue para as células sem parar. Portanto, quando estamos acordados, comemos, e o processo recomeça.

Isso é o que acontece sob circunstâncias normais em um organismo saudável, ou seja, sem diabetes nem intolerância à glicose.

O perfil do pâncreas

O pâncreas é uma glândula branco-acinzentada que fica atrás do estômago e pesa apenas de 55 a 85 gramas. É mais ou menos do tamanho de um talão de cheques pequeno e grosso, ou de um estojo de lápis. Essa glândula fornece muitas das enzimas de que precisamos para digerir o alimento e transformá-lo em energia; produz também hormônios que ajudam o organismo a usar essa energia. O pâncreas é o único órgão em todo o organismo que produz o famoso hormônio que acompanha a glicose, a insulina. E é apenas um tipo de célula no pâncreas, a célula beta, que produz insulina. O papel especial desempenhado pelas células beta e pelo pâncreas os torna essenciais à boa saúde: se, por algum motivo, as células beta não conseguem produzir insulina, a glicose que entrou no sangue depois da digestão não tem para onde ir; portanto, permanece no sangue. O excesso de glicose pode levar a níveis elevados de açúcar no sangue, o que pode resultar em diabetes.

***Você sabia...* que o pâncreas passa do tom acinzentado a um tom rosado quando está secretando insulina?**

As células beta

As células beta produzem e secretam insulina. Na verdade, essas células produzem insulina o tempo todo, mas, se não tivermos nos alimentado, sua atividade é mínima. Porém, uma vez que o alimento que ingerimos entra no intestino e a digestão começa a elevar os níveis de açúcar no sangue, as células beta são estimuladas a aumentar a produção de insulina. Inicialmente – um ou dois minutos depois de comermos – a insulina armazenada se lança no sangue. Enquanto isso, as células beta começam a funcionar a todo vapor e continuam a secretar insulina, conforme a necessidade. Em geral, o nível de secreção de insulina em repouso (ou "basal") volta três horas depois de nos alimentarmos.

Bons carboidratos x maus carboidratos

O bom funcionamento do organismo em momentos específicos depende da rapidez com que ele produz glicose disponível para células que estão esperando – a diferença entre carboidratos de rápida digestão e carboidratos de lenta digestão. Por exemplo: às vezes, precisamos de uma onda de energia (de um carboidrato de rápida digestão), pois o nível de açúcar no sangue está baixo; o suco de laranja aumentará mais rapidamente o nível de açúcar no sangue do que um sanduíche natural ou uma maçã inteira. Em outros momentos, buscamos um fluxo mais constante de energia (de um carboidrato de lenta digestão), como, por exemplo, quando vamos dar uma caminhada de três horas ou jogar uma partida de tênis. Neste caso, um prato de aveia com leite e banana fornecerá mais esse tipo de energia de sustentação do que uma porção de bolachas salgadas ou algumas torradas com geléia. Essa é a diferença entre carboidratos de rápida digestão e carboidratos de lenta digestão. Consulte o gráfico a seguir, para saber como os carboidratos de lenta digestão propiciam um fluxo constante de energia, comparados aos carboidratos de rápida digestão.

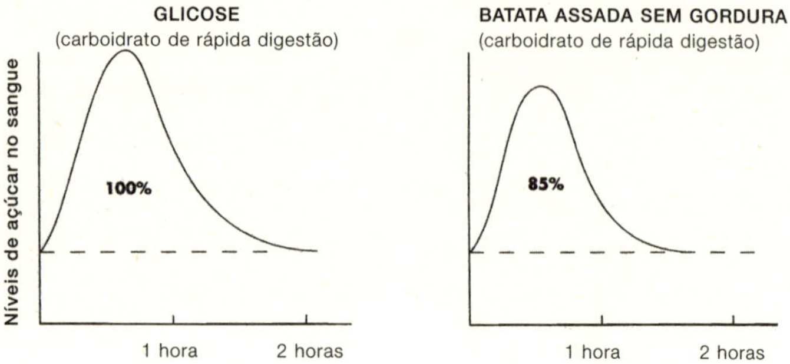

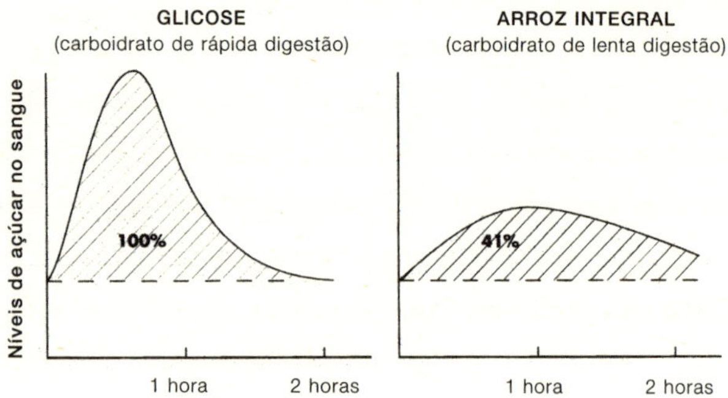

O efeito montanha-russa dos maus carboidratos

Quando uma pessoa tolerante à glicose e não-diabética ingere muitas calorias de carboidratos rapidamente digeríveis, ela tem um aumento brusco dos níveis de açúcar no sangue. Em seguida esses níveis cairão rapidamente, e isso ocorre porque o organismo produz um enorme fluxo de insulina vindo do pâncreas para atender a alta carga de açúcar e também porque as células são sensíveis à presença de insulina e se abrem para deixar a glicose dentro delas. Portanto, como resultado, inicialmente há bastante açúcar no sangue e, logo depois, muito menos açúcar no sangue, pois agora ele foi para as células.

Essa rápida elevação – seguida de queda – nos níveis de glicose pode deixá-lo faminto, cansado, trêmulo, com dor de cabeça, desconcentrado e irritadiço – sinais clássicos de baixo nível de açúcar no sangue (conhecido também como *hipoglicemia*). É interessante notar que esses também são os sintomas clássicos em muitas pessoas que estão sempre de dieta.

hipo = baixo

glico = açúcar

emia = sangue

Se você tem diabetes do tipo 2, a forma mais comum da doença, os carboidratos de rápida digestão elevam os níveis de açúcar no sangue e seu organismo tem dificuldade para reduzir esses níveis mais uma vez. Isso ocorre devido à produção insuficiente de insulina e/ou falta de cooperação por parte das células, para permitir que a glicose entre nelas.

Se você não tem diabetes, uma dieta baseada em carboidratos de rápida digestão o deixa faminto, cansado e irritadiço. Se você tem diabetes, os carboidratos de rápida digestão dificultam o controle dos níveis de açúcar no sangue. E há outro efeito desagradável dos carboidratos de rápida digestão em pessoas diabéticas ou não: eles o estimulam a armazenar gordura. Por que os carboidratos de rápida digestão causam o armazenamento de gordura? Porque as calorias que eles fornecem aumentam a quantidade de insulina que circula no sangue e, quanto mais insulina há no sangue, maior a probabilidade de alguma glicose ser armazenada sob a forma de gordura.

	Maus carboidratos	Bons carboidratos
Que tipos de alimento?	Carboidratos rapidamente digeridos.	Carboidratos lentamente digeridos
Por que os alimentos são digeridos dessa forma?	Devido ao principal ingrediente do alimento (como a farinha de trigo enriquecida do pão branco) ou aos métodos de processamento usados na produção do alimento, o organismo tem uma maneira rápida e fácil de quebrar as moléculas de carboidrato em glicose, permitindo sua rápida digestão.	Devido ao principal ingrediente do alimento ser 100% integral (como a farinha do pão integral) ou ao processamento ser mínimo (como no caso da aveia trlhada, e não da aveia instantânea), o organismo tem muito mais trabalho para decompor as moléculas de carboidrato em glicose. Todas serão digeridas, mas o processo demorará muito mais para ser concluído.
Como ocorre a digestão?	Depois que chegam ao intestino delgado, as moléculas de glicose são lançadas no sangue. Se houver muitas moléculas prontas ao mesmo tempo, todas partem juntas (ou "esguicham") até o sangue.	Se as moléculas de amido contidas em uma fatia de pão 100% integral são protegidas por várias camadas de tecido fibroso (farelo), ou se são comprimidas até um pequenino produto denso como um biscoito integral, as enzimas digestivas têm muito trabalho de decomposição a realizar. É como se as moléculas de amido estivessem em uma esteira transportadora, em velocidade lenta, rumo ao intestino delgado, onde, em cada estação, o amido vai se decompondo aos poucos. Quando uma molécula de glicose finalmente é produzida, ela pula da esteira transportadora para o sangue. Esse processo produz um fluxo de energia mais constante e uniforme durante mais tempo.
Exemplos	Sucrilhos, arroz branco, biscoitos de maisena, Gatorade, mingau de aveia instantâneo.	Farelo, massa integral, inhame, pão de centeio, maçã com casca.

Controle da digestão com os bons carboidratos

Por definição, os carboidratos digeridos lentamente, ou carboidratos de lenta digestão, não levam os níveis de açúcar no sangue a um passeio na montanha-russa – eles mal os levam para passear de carrossel! Os carboidratos de lenta digestão fornecem um fluxo de energia no sangue mais constante e uniforme (à medida que as moléculas de glicose ficam disponíveis a partir do intestino delgado) e promovem um fluxo de energia mais constante do sangue até as células. É como dirigir um carro com controle de velocidade: com pouco esforço, um fluxo de combustível constante e uniforme passa pelo motor e mantém o carro em uma velocidade constante até que chegue a hora de completar o tanque.

O organismo, assim como o carro, funciona melhor quando seu suprimento de energia (ou combustível) é constante: temos a quantidade certa de energia para ser utilizada em nossas atividades diárias, as que realizamos intencionalmente, como subir escadas ou trabalhar diante do computador, assim como as atividades que executamos sem perceber, como respirar e digerir o café da manhã. Com energia adequada, o organismo controla seu suprimento de energia; sabe que o suprimento não se esgotará e pode controlá-lo até que seja abastecido novamente. E, melhor ainda, ao ingerir carboidratos de digestão lenta, não sentimos aquela exaustão no final do dia. As calorias dos bons carboidratos no almoço nos dão uma sensação de satisfação até a hora do jantar. Esse suprimento constante de energia não apenas nos deixa satisfeitos de uma refeição à outra como também nos ajuda a fazer escolhas alimentares melhores e controladas – não escolhas impulsivas, que nos deixam vorazmente famintos, cansados e hipoglicêmicos.

Como se não bastassem esses benefícios dos carboidratos de lenta digestão, há outra vantagem em ingeri-los: eles desestimulam o organismo a armazenar glicose sob a forma de gordura, estimulando-o a utilizar a glicose para a energia imediata. Nada de depósitos de gordura! Uma boa notícia, não é? Seguir uma dieta balanceada, que inclui carboidratos de digestão lenta em quantidades adequadas, não excessivas, ajuda você a emagrecer. (Voltaremos a falar das vantagens do emagrecimento causado pelos carboidratos de lenta digestão mais tarde, no capítulo 5.)

Perfil de identificação dos carboidratos de rápida digestão e de lenta digestão

Podemos afirmar que um alimento é um carboidrato de rápida digestão ou de lenta digestão verificando...

- O quanto um amido incha quando é cozido
  Carboidratos de rápida digestão: bastante
  Exemplos: arroz branco, massa cozida demais
  Carboidratos de lenta digestão: um pouco
  Exemplos: arroz integral, massa *al dente*

- A quantidade de fibras que o alimento contém
  Carboidratos de rápida digestão: poucas fibras
  Exemplos: *bagels,* sucrilhos
  Carboidratos de lenta digestão: muitas fibras
  Exemplos: pães de trigo integral, All-Bran, lentilha, cevada

- O quanto o alimento foi processado (inflar, refinar ou moer grãos integrais)
  Carboidratos de rápida digestão: muito processados

Exemplos: biscoitos de maisena, mingau de aveia instantâneo, pães de farinha enriquecida
Carboidratos de lenta digestão: processamento mínimo
Exemplos: aveia trilhada, pão feito com farinha 100% integral

- A acidez do alimento
  Carboidratos de rápida digestão: baixa acidez
  Exemplos: bolo de chocolate e pão-doce
  Carboidratos de lenta digestão: alta acidez
  Exemplos: *pumpernickel*

Como calcular uma refeição mista

Saiba que, quando ingeridos *sozinhos,* os carboidratos de rápida digestão fazem com que ocorra um pico de glicose e, também quando ingeridos *sozinhos,* os carboidratos de lenta digestão fornecem um suprimento mais duradouro de açúcar no sangue. Mas o que acontece quando fazemos uma refeição com uma mistura de carboidratos de rápida e de lenta digestão? Bem, em primeiro lugar, lembre-se de que a glicose vem dos *carboidratos* da refeição; portanto, precisamos observar apenas esses alimentos – que tipos e quantos deles ingerimos. Depois, precisamos considerar com quanto contribui cada carboidrato para a ingestão total de carboidratos (10% de todos os carboidratos da refeição, 50%, ou quanto?). Quando somamos tudo isso, se houver mais calorias de carboidratos de rápida digestão sendo digeridos na refeição, haverá um aumento mais rápido de açúcar no sangue do que se tivéssemos ingerido mais calorias de carboidratos de lenta digestão. (A presença de proteínas e gorduras na refeição também influenciará os níveis de glicose, mas falaremos mais sobre isso no próximo capítulo.)

Conclusão

- Carboidratos de rápida digestão geram picos de açúcar no sangue que nos deixam famintos, cansados e irritadiços. Podem estimular o armazenamento de gordura.
- Carboidratos de lenta digestão mantêm o açúcar no sangue em um nível uniforme, portanto, nos sentimos cheios de energia e saciados. Desestimulam o armazenamento de gordura.
- A rapidez com que o organismo digere um carboidrato depende de seus ingredientes e de seu processamento e preparo.

4
O ÍNDICE GLICÊMICO: UMA FORMA DE CLASSIFICAR OS CARBOIDRATOS

Por que será que sabemos tanto sobre carboidratos de rápida digestão e carboidratos de lenta digestão? Os efeitos diferenciadores dos bons e maus carboidratos sobre os níveis de açúcar no sangue são conhecidos hoje graças ao esforço incansável de vários pesquisadores, que perceberam o que estava acontecendo na digestão de carboidratos e procuraram prová-lo cientificamente.

Em 1981, cientistas de Toronto estavam pesquisando quais eram os melhores alimentos para diabéticos. Até então, os diabéticos tinham que fazer trocas alimentares, ou seja, certos alimentos em determinadas porções poderiam ser substituídos ou trocados por outros alimentos semelhantes do ponto de vista nutricional. Assim, por exemplo: meia xícara de purê de batatas poderia facilmente ser "trocada" em uma refeição por meia xícara de macarrão. Imaginava-se que, depois de ingeridos, esses dois amidos produziriam a mesma reação nos níveis de açúcar no sangue – e que a reação seria um aumento lento e modesto da glicose no sangue. E o outro conselho dado às pessoas com diabetes era evitar açúcar e não se preocupar muito com pão, arroz, batata, e assim por diante, uma vez que esses eram carboidratos com amido (não doces) e, portanto, não produziriam grandes elevações nos níveis de açúcar no sangue.

Quando essas idéias foram testadas nos laboratórios de Toronto, os cientistas fizeram uma descoberta surpreendente: descobriram, por exemplo, que frutas como a maçã ou a uva, apesar de seu conteúdo de açúcar, causavam um aumento menor de açúcar no sangue do que pão branco fatiado! Mas como isso poderia acontecer? Os açúcares não deveriam aumentar os níveis de açúcar no sangue e os amidos não deveriam exercer menor efeito sobre eles?

Não foi isso o que os pesquisadores descobriram: os testes de laboratório provaram que alguns alimentos com açúcar não produziam o aumento alto e rápido esperado dos níveis de açúcar no sangue, enquanto alguns alimentos com amido sim. Em outras palavras: a nova mensagem alimentar para os diabéticos era que alguns amidos elevam o nível de açúcar no sangue tanto quanto ou até mais do que alguns doces ou alimentos com açúcar. Essas pesquisas deram origem ao índice glicêmico (I.G.), aquilo que estamos chamando informalmente de carboidratos de rápida digestão e de lenta digestão.

O índice glicêmico é uma classificação de carboidratos baseada em seu efeito imediato sobre os níveis de açúcar no sangue. Todos os alimentos testados pelos cientistas são comparados com um alimento referência, como a glicose pura. (Veja o quadro na página 55.) A classificação baseia-se em uma escala de 0 a 100. A glicose tem um I.G. de 100, pois não tem que se decompor mais. Quanto mais rápido um carboidrato se decompõe em glicose, mais próximo de 100 é seu I.G. E quanto mais lentamente um carboidrato se torna glicose, menor é seu I.G. Aqui estamos – de volta aos bons e maus carboidratos!

As pesquisas continuam

Cientistas do mundo inteiro continuam a testar o índice glicêmico dos carboidratos. Na verdade, até o momento, os pesquisadores testaram mais de 600 dos carboidratos mais consumidos. Estudos clínicos em todo o mundo provam que o índice glicêmico é uma ferramenta válida para o controle de açúcar no sangue. Podemos encontrar informações mais detalhadas sobre o índice glicêmico nos seguintes sites:

www.glycemicindex.com [em inglês]
www.mendosa.com/gi.htm [em inglês]

A Parte 2 deste livro ilustra as vantagens para a saúde específicas da escolha de alimentos com I.G. baixo em vez de alimentos com I.G. alto, quando os ingerimos como parte de uma alimentação balanceada (principalmente com carboidratos). Entre esses benefícios incluem-se o controle do nível de açúcar no sangue e do peso, a saúde cardíaca, o desempenho esportivo e a resistência física. Mas o melhor efeito colateral da dieta com alimentos com I.G. baixo é como ela nos faz sentir bem!

Você sabia... **que "glicêmico" significa "açúcar" + "no sangue"?**

O índice glicêmico: o que está dentro e o que ficou de fora

Que alimentos encontraremos na lista do índice glicêmico?
Carboidratos.
Que alimentos não encontraremos na lista do índice glicêmico?
Proteínas e gorduras.

Desafio nº 1

Por que *só* há carboidratos na lista do índice glicêmico?

Que alimentos são o combustível de escolha do organismo? – *Carboidratos.*

Em uma dieta balanceada, que alimentos têm mais calorias para serem usadas para gerar energia? – *Carboidratos.*

Quais os alimentos, de todos os que você ingere, que mais afetam os níveis de açúcar no sangue? – *Carboidratos.*

Se o índice glicêmico refere-se aos alimentos que mais afetam os níveis de açúcar no sangue, que alimentos seriam analisados? – *Carboidratos.*

Agora você sabe por que os carboidratos são os únicos alimentos que constam da lista do índice glicêmico.

Desafio nº 2

Alimentos ricos em proteínas e gorduras *não estão* na lista do índice glicêmico. Por quê?

Quais, entre todos os alimentos que você ingere, menos afetam os níveis de açúcar no sangue? – *Proteínas e gorduras.*

Por que as proteínas não afetam os níveis de açúcar no sangue? – *Porque a maior parte das calorias das proteínas é usada para restaurar e reconstruir as muitas células diferentes do organismo; em geral, as proteínas não são convertidas em glicose para energia imediata.*

Por que as gorduras não afetam os níveis de açúcar no sangue? – *Porque o organismo armazena 95% de gorduras para uso futuro, e não imediato.*

Agora você sabe por que os alimentos ricos em proteínas e as gorduras não constam da lista do índice glicêmico.

Observação: Dentre as exceções à regra das proteínas e das gorduras estão o leite e o iogurte e legumes como lentilha e grão-de-bico. Esses alimentos são ricos em proteínas (e, às vezes, gorduras), mas também têm alta concentração de carboidratos, motivo pelo qual foram testados e incluídos no índice glicêmico.

Classificação do índice glicêmico dos alimentos

Alimento	I.G.
I.G. alto (carboidratos de rápida digestão)	acima de 70
Intermediário	55-70
I.G. baixo (carboidratos de lenta digestão)	abaixo de 55

Alimentos com I.G. alto

- Corn Flakes da Kellogg's (84)
- Melancia (72)
- Gatorade (78)
- Purê de batata (86)
- Baguete (95)

Alimentos com I.G. intermediário

- Milho (55)
- Sorvete (61)
- Barra de cereal (61)
- Sopa de ervilha (66)
- Arroz agulhinha branco (56)
- Pão de centeio (65)

Alimentos com I.G. baixo

- Leite desnatado (32)
- Laranja (44)

- Macarrão (45)
- Geléia de morango (51)
- Pão *pumpernickel* de grão integral (51)
- Feijão cozido (48)
- Grão-de-bico (42)

Sendo assim, o que há de tão notável no índice glicêmico? É simples – ele ilustra como os níveis de açúcar no sangue são afetados pela rapidez ou lentidão com que digerimos os carboidratos. Alimentos com índice glicêmico alto são os carboidratos de rápida digestão, enquanto alimentos com índice glicêmico baixo são os carboidratos de lenta digestão. É simples!

Conclusão

- Alguns amidos elevam os níveis de açúcar no sangue tanto quanto ou até mais do que alguns alimentos com açúcar ou doces.
- O índice glicêmico classifica os carboidratos com base em seu efeito imediato sobre os níveis de açúcar no sangue.
- Carboidratos de lenta digestão são alimentos com índice glicêmico baixo.
- Carboidratos de rápida digestão são alimentos com índice glicêmico alto.

Parte Dois

BONS CARBOIDRATOS:

PROTEÇÃO CONTRA DOENÇAS

5
PERDENDO PESO COM OS BONS CARBOIDRATOS

O problema da obesidade é bastante conhecido nos Estados Unidos. Mas, se os americanos estão acima do peso, com certeza não é por falta de tentar afinar a silhueta. Você sabe qual é o percentual de americanos adultos que estão "fazendo dieta"? Setenta e três por cento. No entanto, apesar das privações, de toda angústia causada pela fome, da proliferação de academias de ginástica com que todos nós convivemos, a maioria dos regimes para emagrecer não funciona no longo prazo. Dê uma olhada nestas estatísticas:

- Seis em cada dez adultos americanos (97 milhões de pessoas) estão acima do peso ou obesos.
- Uma em cada quatro crianças americanas (idades de 6 a 17 anos) está acima do peso.
- Nos últimos 20 anos, o percentual de adultos americanos muito acima do peso ou obesos quase duplicou, chegando a 26%. (Leia-se: Não estamos só engordando, estamos ganhando *muito* peso a mais.)
- Calcula-se que o custo dos tratamentos para problemas de saúde relacionados com a obesidade chega a US$100 bilhões por ano, aproximadamente.
- Os problemas de saúde relacionados com a obesidade são a segunda principal causa de morte nos Estados Unidos, responsáveis por cerca de 300 mil mortes anuais.

- Em 1994, mais de 39 milhões de pessoas perderam dias de trabalho devido a problemas relacionados à obesidade.
- Em 1994 registraram-se mais de 89 milhões de faltas ao trabalho por problemas relacionados à obesidade.
- Em 1994, mais de 62 milhões de consultas médicas estavam relacionadas à obesidade.

Esses números nos dão uma idéia da extensão do problema. E qual *é* exatamente o problema? Quem está acima do peso? Quem está obeso? Será que *você* precisa emagrecer?

Acima do peso, obeso, ou o quê?

Enfrentemos os fatos: todos nós sabemos se estamos ou não acima do peso. Talvez as roupas fiquem apertadas demais, talvez seja apenas mais difícil se abaixar para amarrar os sapatos ou talvez aquele assento do ônibus ou do avião pareça um tanto desconfortável. Não importa qual seja o sinal, não precisamos que ninguém – o médico, o cônjuge ou o melhor amigo – nos diga. Ninguém sabe melhor do que nós. É claro que podemos nos achar acima do peso sem estar. Esse também é um problema médico, mas não trataremos dele agora. Na maior parte dos casos, quando uma pessoa se acha gorda, provavelmente está. Mas não sejamos rigorosos; examinemos os fatos. Em primeiro lugar, vamos definir alguns termos para que você saiba exatamente sobre o que estamos falamos.

Você sabia... **que a obesidade é a segunda causa principal de morte evitável nos Estados Unidos? (Só o fumo mata mais.)**

Calcule seu índice de massa corporal (IMC)

Medir seu IMC é a maneira mais popular de determinar se você está acima do peso. Essa medida também mostra a relação de seu peso com sua altura. Eis como calcular seu IMC:

$$\text{IMC} = \text{peso (kg)} \div \text{altura (m)}^2$$

Exemplo: Digamos que você tenha 1,75 m de altura e pese 115 kg. Eis como calcularia seu IMC:

$$115 \text{ kg} \div 1{,}75 \text{ m} \times 1{,}75 \text{ m} = 115 \div 3{,}06 = 37 \text{ (IMC)}$$

O que significa o seu IMC?

Bem, agora você já sabe calcular seu IMC. Mas o que significa esse número? Eis algumas orientações:

Classificação	**IMC**
Abaixo do peso	abaixo de 18,5
Peso normal	18,5 a 24,9
Acima do peso	25 a 29,9
Obesidade branda	30 a 34,9
Obesidade moderada	35 a 39,9
Obesidade mórbida	acima de 40

Calcule o seu IMC e veja em que faixa você se situa.

O que se entende por peso saudável?

Você já deve ter lido ou ouvido as pessoas falando sobre o peso corporal "saudável" ou "desejável". Mas o que significam exatamente essas palavras? Seu peso é saudável quando você:

- Está dentro dos padrões de peso estipulados em materiais de referência de entidades como a Associação Brasileira para o Estudo da Obesidade, ou as especificações do índice de massa corporal.

- Tem um tipo de distribuição da gordura corporal que reduz o risco de doenças ou de morte, o que significa que o formato de seu corpo se assemelha mais ao de uma pêra do que de uma maçã.
- Está com um peso que não provoca o desenvolvimento de doenças.
- Tem um IMC inferior a 25.

Eis alguns exemplos de pesos saudáveis:

- Homem: 1,77 m, 77 kg.
- Mulher: 1,65 m, 59 kg.
- Rapaz adolescente: 1,67 m, 63 kg.
- Moça adolescente: 1,54 m, 52 kg.

Acima do peso: Para ser considerado acima do peso, você não pode pesar mais de 20% do ideal para sua altura. (Seu IMC estará entre 25 e 29,9.) As pesquisas mostram que quando o IMC é superior a 28 há risco maior de derrame, doenças cardíacas e diabetes do tipo 2.

Eis alguns exemplos de pessoas acima do peso:

- Homem: 1,77 m, 86 kg.
- Mulher: 1,65 m, 72 kg.
- Rapaz adolescente: 1,67 m, 82 kg.
- Moça adolescente: 1,54 m, 63 kg.

Obeso: Você está obeso quando seu peso corporal está mais de 20% acima do peso ideal para sua altura. (O IMC de um obeso será de 30 ou mais.) Há três classes ou graus de obesidade:

- Classe 1 (branda) – IMC = 30 a 34,9.
- Classe 2 (moderada) – IMC = 35 a 39,9.
- Classe 3 (mórbida) – IMC = 40 ou mais.

Eis alguns exemplos de obesidade:

- Homem 1,77 m: 100 kg (branda); 113 kg (moderada); 136 kg (mórbida).
- Mulher 1,65 m: 86 (branda); 100 kg (moderada); 118 kg (mórbida).
- Rapaz adolescente 1,67 m: 86 kg (branda); 104 kg (moderada); 113 kg (mórbida).
- Moça adolescente 1,54 m: 72 kg (branda); 86 kg (moderada), 100 kg (mórbida).

Os profissionais de saúde costumam usar o IMC de uma pessoa para determinar se seu peso é fator de risco para a saúde. Talvez o único caso em que o IMC não sirva para indicar se o peso é fator de risco é quando é usado em pessoas muito musculosas ou atletas, que possuem um percentual muito elevado de massa muscular magra. E como o músculo pesa mais do que a gordura, o peso maior poderia indicar um IMC elevado para a altura dessa pessoa. Assim, em uma pessoa musculosa, um peso mais alto não é fator de risco para doenças. Apenas para ter certeza, há outra medida corporal que podemos verificar em casa. É a circunferência da cintura.

Circunferência da cintura

Além do IMC, a circunferência da cintura é importante porque as pesquisas mostram que a gordura abdominal é um fator de risco grave para problemas de saúde como diabetes do tipo 2, pressão arterial elevada (hipertensão), doenças cardíacas (cardiovasculares) e colesterol alto. As medidas de cintura a seguir indicam gordura abdominal em excesso, aumentando o risco de doenças do portador:

- Homens: 101 centímetros ou mais
- Mulheres: 89 centímetros ou mais

(Leia mais sobre o formato do corpo na página 99.)

O que nos leva à obesidade?

Vivemos nos últimos 20 anos transformações drásticas no nosso estilo de vida que influenciam a forma como nos alimentamos. Por um lado, o estresse da vida moderna nos faz consumir cada vez mais refeições desprovidas de valor nutricional, como os sanduíches das inúmeras redes de *fast-food*; por outro, somos muito mais sedentários que nossos pais, que pelo menos tinham que se levantar do sofá para trocar o canal da televisão.

Junte-se a isso a facilidade em encontrar alimentos processados em supermercados, a proliferação de fornos de micro-ondas e refeições prontas e semiprontas, a falta de exercícios diários, e estamos no caminho de nos tornarmos obesos.

Veja como isso acontece:

- A maioria das pessoas ingere calorias demais, sobretudo calorias sem valor nutritivo e ricas em gordura. Afinal, é muito fácil encontrar comida sem qualquer valor nutritivo, a baixo custo, em qualquer parte e a qualquer hora. E o pior é que as porções são gigantescas!

- Algumas pessoas deixam de comer em excesso para comer muito pouco, o que também não ajuda a emagrecer.
- Muitas pessoas são sedentárias.
- Enfrentamos um estresse muito grande, que suga nossa energia e nos deixa cansados, deprimidos e doentes.

A perspectiva parece desanimadora, não é? Será que não existe uma maneira de dar uma reviravolta na vida e começar a emagrecer – permanecendo assim para sempre? Temos o prazer de dizer que a resposta é sim! Ninguém emagrece da noite para o dia, como num passe de mágica, mas com um pouco de criatividade e determinação você pode, finalmente, emagrecer e manter o peso no longo prazo.

A solução dos 10%

Certo, *dieta* é uma palavra bem curtinha, assim como *amor*, *bom*, *vida* e *comer*. Isto mostra que essas palavras de poucas letras não precisam ser necessariamente "ruins". Quando indica uma maneira de comer, a palavra "dieta" pode ter um significado positivo, como em "*dieta* rica em fibras" ou "*dieta* balanceada". Mas "dieta" como em "*fazer* dieta" não é uma palavra positiva de poucas letras. E qual é o motivo dessa sensação ruim que temos diante da palavra, já que o excesso de peso nos preocupa? Não deveríamos "fazer dieta"? Não – porque esse tipo de "dieta" não funciona. (Quer uma prova? Pergunte a qualquer pessoa que já tenha feito dieta!)

Para perder peso e continuarmos magros, precisamos mudar nossos hábitos diários. Quando fazemos mudanças graduais e razoáveis, elas se incorporam à nossa vida e deixam de ser associadas a mudanças. Ao incorporar os novos hábitos à nossa vida, não nos sentiremos privados de alguma coisa, porque não teremos a sensação de que estamos nos sacrificando. Esta só passará a ser nossa maneira de se alimentar.

Perder apenas 10% do peso corporal atual – não importa o quanto acima do peso se esteja – reduzirá os fatores de risco para diabetes, doenças cardíacas e alguns tipos de câncer. Vamos denominá-la de "a solução dos 10%". Perder apenas os dois primeiros dígitos do peso total proporciona mais energia e um ponto de partida para uma vida mais longa e mais saudável. Apresentamos a seguir uma lista com alguns exemplos de perda de 10% de peso.

Pessoa 1: 1,54 m, **66** kg. Solução dos 10% = perder **6,6** kg.
Pessoa 2: 1,65 m, **90** kg. Solução dos 10% = perder **9** kg.
Pessoa 3: 1,72 m, **127** kg. Solução dos 10% = perder **12,7** kg.
Pessoa 4: 1,82 m, **140** kg. Solução dos 10% = perder **14** kg.

Esses exemplos provam que você não precisa perder todo o peso a mais para se sentir melhor e melhorar a saúde.

Você sabia... **que a obesidade é responsável por 325.000 mortes por ano nos Estados Unidos?**

Uma história real

Chris, um homem de meia-idade, tem 1,75 m de altura e pesa cerca de 100 quilos (seu IMC é 33, o que faz dele um obeso brando). Ele toma medicamento para hipertensão e para colesterol; além disso, sofre de diabetes do tipo 2, mas ainda não está tomando medicamento. Em um *check-up* recente, o médico descobriu que a pressão arterial de Chris estava alta, e um exame do sangue revelou a taxa de açúcar elevada. Ele perguntou ao médico o que deveria fazer: ambos concordaram que Chris deveria emagrecer. O médico sugeriu que Chris marcasse uma consulta com um profissional de nutrição; ele concordou, embora não se mostrasse entusiasmado.

Chris queria cancelar a consulta com o nutricionista; afinal, sabia o que ele iria dizer: "Tenho que comer porções menores, não ficar comendo na rua o tempo inteiro, cortar o sorvete, etc., etc., etc.", mas Chris manteve a consulta. E o nutricionista lhe disse:

"Você está pesando cerca de 100 quilos hoje. Que tal perder apenas 10% de seu peso atual – isto é, dez quilos – nos próximos seis meses? Isso equivale a menos de meio quilo por semana. Quando você perder os dez quilos, vou lhe ensinar como manter esse peso pelos próximos seis meses, o que significa que daqui a um ano você estará com 90 quilos. Quando foi a última vez que teve esse peso? E se levar seis meses para perder dez quilos e mais seis meses para manter o peso, você provavelmente manterá esses 90 quilos para sempre. Isto é, a menos que decida perder mais 10%!"

O nutricionista não disse a Chris que ele precisava perder 30 quilos. Ao contrário, sugeriu que ele perdesse apenas dez, ou seja, 10% de seu peso corporal. Chris voltou para casa sentindo, pela primeira vez na vida, que realmente *poderia* perder aqueles dez quilos. Nunca se sentira tão bem com a idéia de emagrecer. Ah! *Ali estava* a diferença! Depois que o nutricionista elaborou um cardápio, Chris percebeu que teria que fazer apenas algumas pequenas mudanças ("siga seu próprio ritmo", ele disse), não se sentiu sobrecarregado e, definitivamente, não se sentiu "de dieta".

Depois de conviver com a solução dos 10% ("Não estou de dieta") durante nove semanas, Chris perdeu quatro quilos e está no caminho certo para alcançar seu objetivo. Além de emagrecer, também reduziu o risco de desenvolver doenças cardíacas, assim como futuras complicações com o diabetes. Chris sabe que ainda precisa emagrecer e que continuará acima do peso, mesmo depois de perder os dez quilos. Mas também sabe que sua saúde está melhorando a cada quilo que perde. Na verdade, ele agora diz para si: "Sei que vou conseguir!" *Mudanças* pequenas, mas coerentes, estão se transformando em *hábitos,* e esses *hábitos* estão se tornando um *estilo de vida* – que incentiva o emagrecimento e a boa saúde.

Como sabotar a solução dos 10%

Bem, seu objetivo é emagrecer para melhorar a saúde, não para estar em forma para um casamento ou uma reunião, ou para poder usar aquele biquíni durante as férias. Você decide tentar perder apenas 10% de seu peso atual durante um período de tempo relativamente longo – 12 meses, para ser exato. Qual é a melhor maneira de fazer essa estratégia funcionar?

Não há muito o que inventar nesse caso: para emagrecer, a quantidade de calorias que a pessoa *ingere* precisa ser menor do que a quantidade de calorias que ela *despende.* Isso pode ser feito de três maneiras diferentes:

1. Reduzir as calorias ingeridas (menos calorias *entrando*).
2. Praticar mais exercícios (mais calorias *saindo*).
3. Reduzir a quantidade de calorias ingeridas e se exercitar mais (menos calorias *entrando* e mais calorias *saindo*).

O problema é exagerar e cortar calorias em excesso e/ou se exercitar demais e logo começar a sentir fome e fraqueza. Você talvez sinta tontura ou tremores ou desenvolva dores de cabeça. Para piorar as coisas, talvez perceba que nem está emagrecendo. Que problema! Afinal, o que está acontecendo?

Nosso organismo aprendeu há muitos anos, quando nossos ancestrais enfrentaram os períodos de fome, a estocar a maior quantidade de energia possível. Como explicamos no capítulo 1, é exatamente isso que o organismo faz com todas as calorias excedentes; ele as transforma em gordura corporal e essa gordura corporal se torna uma reserva de energia. O organismo não deseja usar a energia que armazenou; na verdade, só deseja continuar acumulando cada vez mais (não é *essa* a verdade?).

Quando a quantidade de calorias que *ingerimos* é muito menor do que as calorias que *gastamos*, os alarmes dentro do organismo disparam, forçando-nos a preservar a gordura estocada. Lembre-se de que o organismo ainda precisa ter a energia necessária para realizar todas as suas funções e atividades. Como não estamos colocando para dentro uma quantidade suficiente de calorias, o organismo precisa procurar em suas reservas a energia suficiente para suprir suas necessidades. Lembre-se: *o organismo não deseja ter que recorrer a isso.* Assim, primeiro envia alguns avisos: você pode ter uma dor de cabeça ou uma certa tonteira. (Por falar nisso, esses sintomas indicam redução no açúcar do sangue ou hipoglicemia.) São sinais através dos quais o corpo está dizendo: "Alimente-me. Dê-me as calorias de que necessito para continuar bombeando energia suficiente para as células que trabalham." Se os avisos continuam sendo ignorados, o organismo ainda pode fazer alguma coisa para evitar maiores perdas de energia de seus estoques de gordura.

E agora vêm as más notícias: ele pode simplesmente reduzir o nível de utilização da energia – a energia de que necessita para manter o coração bombeando e continuar a realizar todas as outras tarefas necessárias para nos manter vivos. (A taxa de uso de energia pelo organismo para realizar todas as suas funções é chamada de *taxa metabólica basal.*) O organismo está fazendo apenas o que aprendeu ao longo da evolução: conservar energia.

Agora, de volta à pessoa fazendo dieta: O que aconteceu? A pessoa inicia uma "dieta", com a melhor das intenções, o que significa que está reduzindo drasticamente as calorias e se exercitando o máximo que pode. Começa a se sentir péssima depois de alguns dias, mas, como está determinada a emagrecer mesmo *dessa vez*, segue em frente. Pesa-se com freqüência e constata que, depois de perder um, dois ou três quilos, o marcador pára de mexer. Querendo resultados mais espetaculares, a pessoa se frustra e desiste da "dieta". Chega à conclusão de que sua falta de força de vontade é muito forte para conseguir realmente emagrecer ou que há algo metabolicamente errado com ela, ou tudo isso junto. Não – não é verdade! Não há nada errado com ela, mas muita coisa errada com a abordagem usada para perder peso. O que é necessário para convencê-la de que *as dietas não funcionam?*

Os bons carboidratos e a solução dos 10%

Para emagrecer mesmo, o organismo deve trabalhar a nosso favor, não contra nós, durante a escassez intencional de energia, mais conhecida como dieta para emagrecer. O cérebro interpreta de quanto de energia dispõe para trabalhar pelos níveis de glicose no sangue. Se não houver bastante caloria *entrando*, o novo suprimento de energia não será suficiente. E à medida que a glicose presente no sangue é usada, o nível de seu açúcar sangüíneo cai e o cérebro interpreta essa queda como fome. Em outras palavras, o cérebro clama pela ingestão de mais alimentos para receber um novo suprimento de energia.

O cérebro também registra a fome quando há um aumento expressivo na glicose sangüínea seguido por uma queda rápida (o que acontece depois de muita atividade da insulina) e reage da mesma maneira quando ocorre escassez de calorias. Uma grande quantidade de insulina reage à grande quantidade de glicose no sangue. Infelizmente, não queimamos necessariamente a glicose retirada do sangue; quando há glicose em excesso, ela acaba sendo armazenada sob a forma de gordura. Mas, como o nível de açúcar no sangue foi reduzido, o cérebro deseja a ingestão de mais alimento para poder renovar seu suprimento de energia.

Pergunta: O que causa esse ciclo contínuo de fome?

Resposta: Lembre-se de que o organismo transforma os carboidratos de rápida digestão imediatamente em glicose.

Pergunta: Para onde vai a glicose?

Resposta: Do intestino delgado para a corrente sangüínea.

Pergunta: O que acontece depois?

Resposta: O cérebro diz ao pâncreas para secretar o máximo de insulina que precisar na ocasião, a fim de lidar com a elevação repentina de açúcar no sangue provocada pela rápida absorção dos alimentos.

Pergunta: E depois?

Resposta: O nível de açúcar sangüíneo cai rapidamente à medida que a insulina transporta a glicose do sangue para as células.

Pergunta: Essa montanha-russa no açúcar sangüíneo é boa ou ruim?

Resposta: É ruim quando se está tentando emagrecer, porque o organismo, graças à vigilância do cérebro, entra em "modo de preservação", armazenando o máximo de energia que pode em vez de queimar o máximo de energia possível.

Pergunta: Por que o organismo quer armazenar energia?

Resposta: Porque tem medo da fome. Ele foi pré-programado para armazenar a quantidade máxima de glicose possível quando seus níveis no sangue estão baixos, independente do *motivo* que os fizeram baixar.

Pergunta: Podemos evitar que isso aconteça?

Resposta: Sim!

É aqui que entram em cena os carboidratos de lenta digestão, que o organismo transforma em glicose devagar e uniformemente. Ao fornecer um fluxo constante de glicose ao sangue, que então envia esse suprimento às células trabalhadoras que o buscam, o cérebro não registra a fome porque os níveis do açúcar sangüíneo não caíram, a não ser que você passe quatro ou cinco horas sem comer e tiver chegado a hora de se alimentar novamente.

Para emagrecer mesmo, não podemos sentir fome. Os bons carboidratos impedem que fiquemos famintos.

Para emagrecer e manter o peso, não podemos ter picos e quedas inevitáveis de energia. Ao contrário, precisamos de um suprimento constante e uniforme de glicose para satisfazer nossas necessidades inesgotáveis de energia. Os carboidratos de lenta digestão, como sabemos agora, são as melhores opções para manter um suprimento constante de energia – mesmo durante um período de várias horas. E quando recebemos a energia de que necessitamos, esses altos e baixos se tornam coisa do passado: acabam-se as dores de cabeça e as tonteiras e temos energia suficiente para atravessar o dia e a noite. Quando o corpo obtém o que precisa dos alimentos que ingerimos, entra em harmonia e gera uma grande sensação de bem-estar. Os carboidratos de lenta digestão nos proporcionam uma sensação de controle. Com eles, temos certeza de que vamos conseguir.

Só emagrece quem está se sentindo bem. Os carboidratos de lenta digestão permitem que você se sinta no controle e tenha de uma sensação de bem-estar.

Para emagrecer, temos que usar gradualmente parte da gordura armazenada. Ao provocar uma elevação mais lenta, menor e mais constante nos níveis de açúcar no sangue, os carboidratos de lenta digestão impedem que o organismo bombeie uma grande quantidade de insulina na corrente sangüínea. Resultado: as células recebem apenas a quantidade certa de açúcar *à medida que necessitam* – nem mais, nem menos. Pois se uma quantidade muito grande de açúcar entrar no sangue (e, como resultado, insulina demais), o que acontece com o açúcar que não é necessário para uso imediato? A insulina o transporta até o fígado, onde é convertido em gordura. Isso explica por que os carboidratos de rápida digestão aumentam as reservas de gordura e os de lenta digestão, não.

Para emagrecer, é preciso usar gradualmente parte da gordura armazenada.

Nenhum alimento é ruim. Mas voltamos a repetir: os carboidratos são o combustível de escolha do organismo. Como já sabemos, em uma dieta saudável e balanceada, a maior parte das calorias deve vir dos carboidratos. Por isso, os carboidratos são os nutrientes de maior influência que podemos ingerir; afetam nossa rotina diária, bem como nossa saúde em geral. Por isso, para manter o peso sob controle, é preciso examinar que tipos de carboidratos ingerimos. E os carboidratos de lenta digestão (que chamamos também de carboidratos com I.G. baixo) são os melhores tipos de carboidratos para quem quer emagrecer. No final deste livro o leitor encontrará uma lista de refeições e lanches com carboidratos de lenta digestão.

Você está motivado para emagrecer?

Você sabia que a pior motivação para eliminar aqueles quilos a mais é apenas *desejar* fazê-lo? É como se uma vozinha dissesse: "Quem você está querendo enganar? Com certeza você será 'bonzinho' durante a primeira e a segunda semanas, mas vamos abrir o jogo; você sabe que não vai funcionar. E por que deveria? Você jamais conseguiu manter os quilos que perdeu!" Depois de escutar essa voz interior, quem não se sentiria derrotado desde o início? Por outro lado, você estará fortemente motivado a perder peso se quiser...

- **manter-se saudável.** "Há diabéticos na família. Se ficar magro, reduzirei minhas chances de ter diabetes."
- **melhorar sua saúde.** "Meu médico me disse que, se eu pudesse emagrecer um pouco, minha pressão melhoraria e eu não precisaria tomar remédio para pressão."
- **elevar seus níveis de energia.** "Se não estivesse tão cansado, talvez eu pudesse preparar o jantar hoje e até sair para dar uma volta de bicicleta com as crianças de tardinha. Mas estou exausta. Esses 20 quilos a mais que carrego comigo o dia todo me matam. Sei que, se eu conseguisse emagrecer um pouco, teria mais energia e me sentiria mais jovem."

Conclusão

- Mais de 60% dos adultos americanos estão acima do peso ou são obesos.
- Mais de 70% dos adultos estão fazendo dieta.
- Mais de 25% das crianças americanas (com idades entre 6 e 17 anos) estão com sobrepeso.
- Perdendo apenas 10% do peso a mais, você vai se sentir melhor e sua saúde vai melhorar.
- Os carboidratos de lenta digestão são o melhor tipo de carboidrato em uma dieta balanceada para ajudá-lo a emagrecer e não voltar a engordar.

6

CONTROLE SEU AÇÚCAR SANGÜÍNEO UTILIZANDO OS BONS CARBOIDRATOS

Você é diabético? Se não for, com certeza conhece alguém que é. Na verdade, a maioria dos especialistas em saúde concorda que estamos vivendo uma epidemia de diabetes: somente nas últimas décadas, a incidência de diabetes do tipo 2, de longe o tipo mais comum da doença, aumentou 40%! E entre as pessoas de trinta e poucos anos houve um aumento estimado de 70%!

A palavra "epidemia" soa tanto séria quanto perigosa, mas será exata? Bem, vamos analisar os fatos:

- Todos os dias, mais de 2.000 pessoas recebem o diagnóstico de diabetes, o que soma mais de 80.000 novos casos todos os anos.
- Dezesseis milhões de americanos são diabéticos, mas cerca de um terço – quase cinco milhões e meio – não sabe que tem a doença porque esta ainda não foi diagnosticada.
- O diabetes matou 64.751 americanos em 1998. (Mais mortes do que na Guerra do Vietnã, que matou 58.148 pessoas em um período de nove anos.)
- O diabetes ocupa o sétimo lugar entre as causas de morte nos Estados Unidos.

O que é diabetes?

Segundo os especialistas, diabetes é uma doença crônica que torna a pessoa incapaz de degradar e aproveitar adequadamente os nutrientes que resultam da digestão dos alimentos devido à ausência ou ao uso ineficiente da insulina. Você deve estar lembrado que a insulina transporta a glicose, as moléculas que formam as proteínas e as moléculas que armazenam a gordura (da digestão dos carboidratos, das proteínas e das gorduras, respectivamente) até as células, para suprir suas necessidades contínuas de energia e manutenção da saúde.

Eis uma maneira mais fácil de descrever a doença: nas pessoas diabéticas, o organismo não é capaz de remover o açúcar (sob a forma de glicose, oriundo principalmente da digestão dos carboidratos) da corrente sangüínea e levá-lo para o interior das células, onde será usado como energia. Isso acontece quando não há produção suficiente de insulina ou o organismo a utiliza de maneira ineficiente. Sem o suprimento correto de insulina, os níveis sangüíneos de glicose, bem como as moléculas que formam as proteínas (aminoácidos) e as moléculas que armazenam gordura (ácidos graxos), se elevam. O termo médico para níveis elevados de açúcar no sangue é *hiperglicemia.*

hiper = alto

glico = açúcar

emia = sangue

Assim, à medida que o combustível (alimento) entra no sangue e o estômago digere os alimentos, a glicose, os aminoácidos e os ácidos graxos entram na corrente sangüínea. Se o suprimento de insulina não suprir a demanda de glicose ou se a insulina não estiver funcionando bem como acompanhante, os níveis de glicose começam a subir muito rapidamente. Se esses níveis sobem o bastante e permanecem assim por um período longo de tempo, os sintomas clássicos do açúcar sangüíneo elevado, ou *hiperglicemia*, aparecem, entre eles fadiga, aumento da fome, sede, urinação freqüente e perda inexplicável de peso. (Voltaremos a falar sobre os sintomas do diabetes mais adiante neste capítulo.)

Tipos de diabetes

O diabetes pode ser classificado em três tipos diferentes, que são considerados doenças diferentes. No entanto, as pessoas que sofrem de qualquer um dos tipos de diabetes podem apresentar alguns dos mesmos sintomas e compartilhar fatores de risco para complicações prolongadas.

Diabetes do tipo 1

O diabetes do tipo 1 costuma ser conhecido como diabetes dependente de insulina ou diabetes com início na adolescência. Essa forma da doença costuma ocorrer antes dos 30 anos de idade, mas pode aparecer em qualquer idade. Os sintomas clássicos, aumento da fome e da sede, urinação freqüente, fadiga e perda de peso, aparecem subitamente. A pessoa não produz insulina alguma, por isso precisa tomar injeções diárias de insulina para sobreviver. Cinco a dez por cento das pessoas diabéticas têm o tipo 1.

Diabetes do tipo 2

Talvez você tenha ouvido que o diabetes do tipo 2 se refere ao diabetes não-dependente de insulina ou diabetes que surge na vida adulta. Esse tipo de diabetes costuma ocorrer depois dos 30 anos, mas também pode afetar crianças ou adolescentes (uma tendência que se espalha cada vez mais à medida que a incidência de sobrepeso e de obesidade entre crianças e adolescentes continua a aumentar). Noventa a noventa e cinco por cento dos diabéticos são do tipo 2. A doença é mais comum em certos grupos raciais, como negros, latinos, índios e naturais das ilhas do Pacífico. As pessoas com sobrepeso e obesas correm um risco maior de desenvolver diabetes do tipo 2.

Se você sofre dessa forma da doença, talvez nem sempre apresente sinais de hiperglicemia, como visão embaçada, entorpecimento e formigamento nas mãos e pés, lenta cicatrização das feridas, infecções recorrentes por fungos e coceira na pele. Às vezes é possível controlar o diabetes do tipo 2 com alterações na alimentação, embora algumas pessoas, além das mudanças alimentares, também precisem tomar medicamentos ou injeções de insulina para controlar a doença.

Diabetes gestacional

O diabetes gestacional (intolerância a carboidratos devido à resistência à insulina apenas durante a gravidez) costuma ocorrer entre a 24ª e a 28ª semanas de gravidez e ocorre com 2 a 5% de todas as mulheres grávidas nos Estados Unidos. As mulheres com diabetes gestacional são consideradas de alto risco e, como talvez não apresente sintomas físicos, realiza-se um exame de sangue em todas as gestantes grávidas. Embora a doença desapareça assim que o bebê nasce, muitas dessas mulheres podem desenvolver o diabetes do tipo 2 mais tarde.

Intolerância à glicose

Os profissionais de saúde vêm observando um número cada vez maior de casos de intolerância à glicose, que no passado foi chamada de diabetes fronteiriço. As pessoas com essa condição pré-diabética talvez não apresentem sintomas, mas um exame de sangue fornecerá o diagnóstico. Se você sofre de intolerância à glicose, eis o que os resultados de seu exame de sangue mostrarão:

- Exame da glicose em jejum (110-125 mg/dl).
- Exame oral de tolerância à glicose (140-199 mg/dl).

A intolerância à glicose é uma característica comum em uma condição conhecida como síndrome metabólica (veja o capítulo 7). Se não for tratada, pode se transformar em diabetes do tipo 2.

O fim de um mito

Pergunta: Se eu comer muito doce, ficarei diabético?

Resposta: Não.

Sinais de advertência do diabetes

Tipo 1

- Fadiga extrema
- Sede incomum
- Urinação freqüente
- Fome extrema
- Perda de peso incomum
- Irritabilidade

Tipo 2

- Qualquer sintoma do tipo 1
- Infecções freqüentes
- Visão embaçada
- Demora na cicatrização de feridas e arranhões
- Formigamento ou entorpecimento nas mãos e nos pés

Desafio

Pergunta: Quais dos sintomas listados na página anterior as pessoas apresentam com mais freqüência, mesmo antes de serem diagnosticadas com o diabetes do tipo 2?

Resposta: Formigamento ou entorpecimento nas mãos e nos pés.

Um assassino silencioso

Por que as pessoas nem sempre sabem que estão diabéticas? Bem, algumas que sofrem do diabetes do tipo 2 passam muito tempo sem apresentar sintoma algum – talvez até anos – ou, se apresentam, esses sintomas são bastante comuns para serem interpretados de outra maneira. Eis algumas das marcas registradas mais comuns da doença e como seria fácil ignorá-las:

Fadiga extrema: *Como ignorar o sinal:* "Certo. Estou cansado. Mas tive um dia cheio. E estou ficando velho." Como a glicose não está indo para as células, elas ficam vazias. No entanto, as células precisam continuar trabalhando de qualquer maneira, e é então que surge o cansaço.

Sede incomum: *Como ignorar o sinal:* "Sempre senti muita sede. E, de qualquer maneira, água só faz bem." Conseguir mais água é a maneira do organismo diluir a quantidade concentrada de açúcar no sangue. Afinal, o organismo prefere que o sangue seja aguado, em vez de grosso.

Urinação freqüente, sobretudo à noite: *Como ignorar o sinal:* "Todo mundo levanta para ir ao banheiro pelo menos algumas vezes durante a noite." Se você bebe muito líquido porque tem sede, precisará se livrar desse líquido também.

Apetite exagerado. *Como ignorar o sinal:* "Eu devo estar queimando muitas calorias; pareço estar sempre com fome, mesmo logo depois de uma refeição." Como a glicose não está entrando em suas células, o organismo imagina que precisa de mais calorias para conseguir a glicose de que necessita e sabe que pode obtê-la sinalizando para você comer mais.

Perda de peso inexplicável. *Como ignorar o sinal:* "E daí? Tenho que emagrecer de qualquer maneira." À medida que os níveis de açúcar no sangue continuam subindo, o organismo tenta desesperadamente descartar alguma glicose e faz algo impensável: elimina-a! As calorias perdidas na urina fazem você perder peso.

O escopo do problema

Talvez seja fácil descartar os sintomas do diabetes, mas ignorá-los não os fará desaparecer. Na verdade, depois que se desenvolve a doença, ela *nunca* mais vai embora.

Além do número alarmante de casos de diabetes, alguns especialistas acreditam que cerca de outros 20 ou 30 milhões de americanos podem ter uma forma inicial do diabetes do tipo 2 "em andamento" no organismo. Esse diabetes inicial também é conhecido como intolerância à glicose.

E por maior que seja o problema do diabetes entre os adultos nos Estados Unidos, as estatísticas mostram que o problema também afeta jovens: na verdade, um número cada vez maior de crianças e adolescentes vem recebendo o diagnóstico de diabetes do tipo 2, que, tradicionalmente, era considerado uma doença da meia-idade. Somente nos últimos cinco anos, devido às inquietantes estatísticas sobre o excesso de peso, os pesquisadores observaram um aumento de dez vezes na incidência de diabetes em crianças. O diabetes infantil requer uma preocupação especial porque, quanto mais cedo a doença se manifesta, mais tempo será necessário para se precaver contra suas complicações.

A epidemia de diabetes: Por que agora?

Você já sabe a resposta: os americanos comem demais e se movimentam de menos. Na verdade, não é de se espantar que a Shape Up América!, uma organização sem fins lucrativos que promove o peso saudável, tenha cunhado o termo "diabesidade". A palavra chama a atenção para a importância da ligação entre a obesidade e o desenvolvimento do diabetes do tipo 2. E muitas pessoas também enfrentam estresse e fadiga excessivos.

Mas, se esses problemas são tão comuns, por que nem todos são diabéticos? Porque apenas algumas pessoas herdam um gene que possibilita o desenvolvimento da doença. Para essas pessoas, os aspectos negativos de um estilo de vida agitado, tecnológico, cheio de alimentos pouco saudáveis em porções gigantescas podem acabar dominando, fazendo-as sucumbir ao diabetes.

Como surge o diabetes?

Ninguém sabe de fato qual é a causa do diabetes, e por isso ainda não há cura para a doença. No entanto, os avanços na ciência médica continuam aprimorando nosso entendimento do diabetes e, com certeza, sabemos muito mais agora do que sabíamos há 80 anos, quando a insulina havia sido recentemente descoberta.

Pergunta: O que faz você perder a capacidade de usar a glicose de maneira apropriada?

Resposta: Há várias causas possíveis para o diabetes. Eis algumas delas:

1. Você pode ter herdado um gene que aumenta a probabilidade de manifestação da doença.
2. Você pode ter sido exposto a uma situação estimulante, como estresse, toxinas ou um vírus, que poderia fazer seu organismo destruir as pró-

prias células que produzem insulina no pâncreas (chamada reação auto-imune).

3. Suas células podem desenvolver resistência à insulina.

4. Seu pâncreas pode estar secretando menos insulina.

5. Seu fígado pode estar produzindo glicose demais.

6. Seu diabetes pode ser provocado por uma combinação de vários dos fatores relacionados acima.

Quem corre o risco de desenvolver o diabetes?

Você corre um risco maior de desenvolver o diabetes do tipo 1 quando:

- Tem um irmão ou irmã com esse tipo de diabetes.
- Pelo menos um dos pais tem esse tipo de diabetes.

Você corre um risco maior de desenvolver o diabetes do tipo 2 quando:

- Tem uma história familiar de diabetes.
- Tem mais de 45 anos de idade.
- Está acima do peso ou é obeso e tem o corpo no formato de maçã.
- Leva uma vida sedentária.
- Está com os níveis de triglicerídeos elevados.
- Está com níveis baixos do colesterol bom (HDL).
- Teve diabetes gestacional ou deu à luz um bebê com quatro quilos ou mais.

Carboidratos de lenta digestão, os super-heróis

Quanto mais lentamente a glicose for absorvida pelo sangue, mais facilmente o organismo vai administrar a elevação normal do açúcar depois da digestão. Se você ingerir carboidratos de lenta digestão, seu organismo não será sobrecarregado com um ataque intenso de moléculas que deveriam estar indo do sangue para as células, e a insulina disponível poderá lidar melhor com o fluxo pequeno e constante de glicose desses carboidratos digeridos lentamente.

Assim, eis a conclusão: com os carboidratos de lenta digestão, as moléculas de glicose entram gradualmente na corrente sangüínea e a insulina as acompanha devagar do sangue até as células. E o resultado: embora nenhum alimento seja ruim, os carboidratos de lenta digestão controlam a glicose do sangue com mais facilidade. E, como se não bastasse simplesmente ajudar a controlar os níveis do açúcar sangüíneo, também fornecem fibras, vitaminas, sais minerais e substâncias fitoquímicas que beneficiam o resto do seu organismo. Bem, quem não os chamaria de super-heróis?

Os carboidratos de lenta digestão funcionam na vida real?

Babs, 67 anos, três filhos e seis netos, é casada há 44 anos. Há 22 anos trabalha como contadora em expediente integral para a mesma pequena empresa de metal laminado.

Babs tem 1,62 m; seu peso vem se modificando nos últimos anos e chegou ao recorde de 104 quilos. (Com um IMC de 39, ela é moderadamente obesa.) Como o peso excedente está concentrado bem em torno da cintura, ela é a perfeita "maçã" resistente à insulina. (Os estudos mostram que a gordura abdominal excessiva enfraquece a capacidade da insulina de transportar a glicose até as células.) Há 22 anos, ela recebeu o diagnóstico de diabetes do tipo 2 e começou a tomar insulina três anos mais tarde, depois de tentar em vão controlar seu açúcar sangüíneo com dietas e medicamentos. Ciclista e adepta das caminhadas, Babs sentia-se cada vez mais cansada e tinha cada vez menos ânimo para atividades físicas. Estava tomando 25 unidades de insulina duas vezes ao dia e via as leituras do açúcar sangüíneo variando de 67 a 219, indicando um péssimo controle do açúcar no sangue. Além disso, tomava três medicamentos para ajudar a controlar a pressão arterial.

Como não sabia onde estava errando e como melhorar sua saúde, Babs procurou o médico e decidiu buscar aconselhamento nutricional.

A dieta de Babs: antes

Café da manhã: Meio *grapefruit;* duas xícaras de café com leite e creme

Lanche: Biscoito amanteigado; uma xícara de café.

Almoço: Uma lata pequena de atum; seis torradas; 350 ml de suco V-8 (suco de legumes importado); oito biscoitos de chocolate pequenos.

Lanche: Uma laranja.

Jantar: Peito de frango frito; uma xícara de arroz com molho; uma xícara de chá.

Lanche: Três bolinhos de coco.

À primeira vista, a dieta de Babs não parece muito ruim, não é? Afinal, ela *comia* duas porções de frutas. E o atum e o peito de frango são opções de proteínas magras, certo? E embora o V-8 seja muito rico em sódio, é feito com legumes que fazem bem à saúde, certo? Bem, somando tudo, Babs ingere cerca de 2.300 calorias por dia e 45% delas vêm de gorduras! Nada bom. Sua alimentação a mantinha em seu peso atual, mas, como Babs já é uma obesa moderada, precisa emagrecer para ficar saudável. E como continua se sentindo muito cansada para praticar exercício, tudo contribuía para Babs continuar engordando, o que iria piorar sua resistência à insulina. A resistência elevada à insulina continuaria, por sua vez, aumentando seus níveis de açúcar sangüíneo, deixando-a faminta e cansada e dando continuidade ao ciclo vicioso.

Como melhorar a dieta de Babs?

A primeira coisa que Babs pode fazer para se ajudar é começar seu dia com um café da manhã balanceado, para esquentar seu "motor", fazendo-a queimar o máximo de calorias possível desde o início do dia. Em seguida, reduzindo a ingestão de gordura e introduzindo mais carboidratos de lenta digestão em sua dieta (principalmente pães e biscoitos integrais, além de hortaliças e laticínios com pouca gordura), seus níveis de açúcar sangüíneo se estabilizam e Babs não sente tanta fome. Ela se satisfaz com menos calorias e come menos. Resultado? Babs deve começar a emagrecer e se torna, gradualmente, menos resistente à insulina. Ambas as mudanças melhoram o controle de seus níveis de açúcar no sangue, além de sua qualidade de vida.

A dieta de Babs: depois

Café da manhã: Mingau de aveia preparado com uma xícara de aveia e uma xícara de leite semidesnatado; meia xícara de maçã com casca cortada em pedaços; café com leite e creme desnatados.

Lanche: Quatro biscoitos integrais; café com adoçante.

Almoço: Sanduíche feito com um rosbife magro de cerca de 50 g em duas fatias de pão preto integral com alface, tomate e mostarda; uma porção grande de hortaliças cruas; água.

Lanche: Um iogurte *light* de 225 ml; 3/4 de xícara de melão.

Jantar: 85 g de salmão grelhado; uma xícara de purê de batata-doce; duas xícaras de brócolis; uma maçã pequena assada com canela.

É difícil acreditar: todos os alimentos na nova dieta de Babs juntos tiraram 600 calorias de sua alimentação diária. A quantidade de frutas e hortaliças, as porções de laticínios e os carboidratos de lenta digestão e ricos em fibras aumentaram, enquanto a ingestão de gordura e de calorias se reduziu bastante. A nova dieta tem 1.700 calorias e 24% de gordura.

Babs: dez quilos a menos e sentindo-se ótima!

Depois de apenas quatro meses de mudanças na alimentação, Babs perdeu dez quilos. (Emagrecendo um pouco mais, ela terá perdido cerca de 10% de seu peso corporal – a solução dos 10%.) Depois de perder os últimos quilos a mais, ela aprendeu a manter o peso por vários meses e depois decidiu emagrecer mais. E essa perda de peso tão bem-sucedida foi acompanhada de ótimos benefícios para a saúde (não dissemos que isso aconteceria?). Babs não precisa mais de injeções de insulina e o médico também reduziu sua medicação oral. Seus níveis de açúcar no sangue se estabilizaram e agora se encontram na faixa normal. Outra vantagem: devido ao emagrecimento, a pressão arterial de Babs voltou ao normal e seu médico talvez reduza a dose dos medicamentos.

Assim, todas as condições de saúde que causaram tantos problemas para Babs ao longo dos anos melhoraram rapidamente. Seu peso, seu açúcar sangüíneo e sua pressão arterial caíram bastante. A única coisa que não diminuiu foi o humor: "Quando eu estava cansada demais para fazer alguma coisa, não conseguia mais saber quem eu era. Agora me sinto muito bem – como uma adolescente!"

Babs é a maior prova de que uma dieta saudável e balanceada, com muitos alimentos com I.G. baixo, funciona na vida real!

Conclusão

- A pessoa cujo organismo não produz insulina suficiente ou a usa de maneira ineficiente provavelmente desenvolverá diabetes.
- Há três tipos de diabetes: tipo 1, tipo 2 e gestacional.
- Os médicos estão diagnosticando mais pessoas com "intolerância à insulina" como uma condição pré-diabetes, resultado do excesso de peso ou da obesidade.
- Os carboidratos de absorção rápida dificultam o controle da glicose sangüínea.
- Os carboidratos de absorção lenta facilitam o controle da glicose sangüínea.

7
BONS CARBOIDRATOS: O SEGREDO PARA A SAÚDE CARDÍACA

Você sabia que a doença da artéria coronariana é a que mais mata homens e mulheres nos Estados Unidos? Na verdade, mais de meio milhão de americanos morrem anualmente de ataques cardíacos causados por doença coronariana. E a hipertensão, um fator de risco para doenças cardíacas, afeta 50 milhões de americanos – ou seja, 20% da população do país. (Cerca de um terço dessas pessoas sequer sabe que são hipertensas.) Aqui estão mais algumas estatísticas sérias:

- A doença cardíaca é a principal causa de morte entre as mulheres americanas.
- Cerca de 60% de todos os americanos com 60 anos ou mais sofrem de hipertensão.
- Cerca de sete milhões de americanos sofrem de doença coronariana, a forma mais comum de doença cardíaca.
- A cada 29 segundos, um americano sofre um ataque cardíaco ou tem uma parada cardíaca.

Agora, notícias um pouco melhores:

- Por causa de novas diretrizes para a realização de exames, cerca de 65 milhões de americanos receberão tratamento para colesterol alto e cerca de 36 milhões tomarão medicamentos para reduzir o colesterol.

- Pesquisas provaram que a redução dos níveis de colesterol LDL (o colesterol "ruim") pode reduzir em até 40% o risco de doenças cardíacas.
- Entre 1983 e 1995, o percentual do público que já havia feito exame de colesterol subiu de 35% para 75%.
- Desde 1978, os níveis médios de colesterol total caíram dez pontos, de 213 mg/dl para 203 mg/dl.

A mensagem é a seguinte: doença cardíaca mata, mas não tem que matar você. Ou seja, desde que você realize exames regularmente, tenha uma alimentação saudável, exercite-se e se cuide bem. Já é um começo, certo?

O que é doença da artéria coronariana?

A doença da artéria coronariana resulta do estreitamento de uma ou das duas artérias coronarianas que levam oxigênio e energia sob a forma de glicose até o coração. Com o tempo, as artérias se enrijecem. Embora os médicos chamem esse estreitamento de *aterosclerose*, em geral conhecemos o processo como enrijecimento das artérias. Antes, as pessoas acreditavam que a aterosclerose era apenas uma conseqüência natural do envelhecimento, mas o acúmulo crônico de placas e o enrijecimento decorrente seguido da diminuição ou até bloqueio do fluxo sangüíneo para o coração vêm aparecendo até em pessoas jovens, na plenitude da vida. Sabemos disso porque a incidência de ataques cardíacos, hipertensão, angina e outras condições afins vem aumentando, mesmo entre pessoas jovens.

O que causa o estreitamento das artérias?

As artérias sofrem estreitamento quando ocorre um acúmulo de placas, depósitos feitos basicamente de colesterol e algumas outras gorduras e células. Quando há muito colesterol no sangue, esses depósitos vão aumentando com o tempo e estreitam as passagens dentro das artérias. O estreitamento acaba reduzindo o fluxo de sangue até o coração, que precisa de um suprimento ininterrupto de alimento e oxigênio para funcionar adequadamente. O excesso de colesterol bloqueia as artérias e pode causar dor no peito (angina) ou ataque cardíaco.

O que pode causar a obstrução total de uma artéria? O acúmulo de placas ou um coágulo grande. (Há uma probabilidade maior de formação de coágulos quando existe um grande acúmulo de placas nas artérias.) Seja por causa do acúmulo de placas ou de um coágulo, normalmente, pelo menos em parte, o grande culpado é o colesterol.

Quem corre maior risco?

Diversos fatores contribuem para o risco de doenças cardíacas, muitos dos quais podem ser controlados por meio de uma alimentação adequada e da prática regular de exercícios. (Voltaremos a este assunto mais adiante, neste mesmo capítulo.) Dois fatores de risco, porém, os genes e a idade, não podemos controlar.

É de família. Se outros membros da sua família têm doença cardíaca, você também pode ter herdado a mesma tendência genética de alguns de seus parentes. Se seu pai ou seu irmão tiveram doença cardíaca prematura (antes dos 55) ou sua mãe ou irmão tiveram doença cardíaca antes dos 65, há uma grande probabilidade de que você também tenha herdado esse fator de risco.

É a idade. Quando o homem chega aos 45 e a mulher aos 55, a idade torna-se um fator de risco para doenças cardíacas. E, independente do uso de todos aqueles produtos que lhe prometem a fonte da juventude – de cremes para a pele à cirurgia cosmética –, nada pode deter a idade do nosso organismo.

Fatores de risco que podemos controlar

Podemos melhorar nossa saúde cardíaca concentrando-nos nos fatores de risco que podemos de fato controlar: colesterol, pressão arterial, níveis elevados de açúcar no sangue, peso, tabagismo e estresse (observe quantos deles estão relacionados à alimentação). Aqui estão nove estratégias para implementar um novo estilo de vida muito mais saudável:

Estratégia nº 1 para ter um coração saudável: Reduzir o colesterol total e o colesterol LDL (o colesterol "ruim")

Segundo especialistas, o colesterol total está alto se estiver acima de 200 mg/dl e os níveis de colesterol LDL ("ruim") estão altos se forem superiores a 130 mg/dl. (Os níveis de colesterol são medidos em miligramas [mg] de colesterol por decilitro [dl] de sangue.) Mostramos a seguir como reduzir tanto o colesterol total quanto o colesterol LDL:

Limite o consumo de produtos de origem animal ricos em gordura. Entre os produtos mais gordurosos estão costeleta, lingüiça, cachorro-quente, hambúrguer, bacon, salame, mortadela, manteiga, queijo e outros produtos feitos com leite integral.

Limite a ingestão de gorduras saturadas. Às vezes, não sabemos que estamos ingerindo gorduras saturadas porque elas estão escondidas em alimentos preparados, como produtos de padaria, biscoitos, tortas e molhos. Modere ou evite seu consumo.

Evite gorduras do tipo *trans.* Reconhecemos as gorduras saturadas quando vemos no rótulo dos ingredientes do alimento dizeres como "gordura vegetal parcialmente hidrogenada". Alguns alimentos que podem conter gorduras do tipo *trans* são banha de porco, margarinas, *cream crackers* e biscoitos.

Utilize pouca gordura no preparo dos alimentos. Asse, grelhe, ou cozinhe os alimentos no vapor. Procure idéias em revistas de culinária *light* ou na Internet e experimente novas receitas.

Aumente a ingestão de alimentos ricos em fibras. Entre os melhores alimentos ricos em fibras estão hortaliças, frutas e grãos integrais – carboidratos de lenta digestão!

Você sabia... que os alimentos derivados de vegetais como grãos, cereais, frutas e hortaliças não contêm colesterol. Só as carnes animais e os alimentos derivados de animais contêm colesterol.

Estratégia nº 2 para ter um coração saudável:
Elevar os níveis do colesterol HDL (o colesterol "bom")

Como o colesterol HDL protege contra doenças cardíacas, quanto mais alto estiver, melhor. Um nível inferior a 40 mg/dl é baixo, sendo considerado um fator de risco importante porque aumenta o risco de desenvolvimento de doença cardíaca. Se seus níveis estiverem um pouco baixos, eis aqui o que você pode fazer para elevá-los.

Inclua ácidos graxos monoinsaturados e ômega-3 na alimentação diária. Eles ajudam a proteger seus níveis de HDL. Lembre-se, porém, de que o excesso não confere proteção adicional, apenas calorias a mais. Entre as boas fontes de gorduras monoinsaturadas estão azeite e óleo de canola, abacate, manteiga de amendoim natural sem sal, amendoim e amêndoa. E entre boas fontes de ácidos graxos ômega-3 estão salmão, atum, sardinha, semente de linhaça e nozes.

Exercite-se mais. Pesquisas mostram que a prática de exercícios pode elevar os níveis do colesterol bom.

Largue o cigarro. O cigarro, que já é um fator de risco para doenças cardíacas, também pode reduzir os níveis do colesterol bom. (Nunca é tarde demais para parar de fumar.)

Diretrizes sobre colesterol para não-diabéticos

Colesterol total	**Nível**
Menos de 200 mg/dl*	Desejável
200-239 mg/dl	Limítrofe / alto
240 mg/dl ou mais	Alto

Colesterol LDL	**Nível**
Menos de 100 mg/dl	Ideal
100-129 mg/dl	Próximo do ideal/acima do alto
130-159 mg/dl	Limítrofe/alto
160-189 mg/dl	Alto
190 mg/dl e acima	Muito alto

Efeito do colesterol HDL sobre o risco de doenças cardíacas

Menos de 40 mg/dl	Aumenta risco
60 mg/dl ou acima	Ajuda a reduzir o risco

Verdadeiro ou falso? O colesterol fornece grande quantidade de calorias.

Falso. O colesterol não fornece caloria alguma. Por quê? Porque o organismo não quebra o colesterol, como faz com carboidratos, proteínas e gorduras, por isso não fornece energia.

Diretrizes sobre colesterol para diabéticos

	Baixo	Limítrofe	Alto
LDL	Menos de 100	100-129	130 ou mais
HDL	Acima de 45	35-45	Menos de 35
Triglicerídeos	Menos de 200	200-399	400 ou mais

Risco de doenças cardíacas: triglicerídeos

Os triglicerídeos são gorduras corporais armazenadas e seus níveis flutuam ao longo do dia. Refeições ricas em gordura ou com excesso de carboidratos, quantidades excessivos de álcool, doença e estresse podem elevar os níveis de triglicerídeos.

Qual seria uma leitura normal de triglicerídeos? Segundo o National Heart, Lung and Blood Institute, os triglicerídeos devem ficar abaixo de 200. Muitos médicos, porém, tentam reduzir para menos de 150 ou até 100 o nível de triglicerídeos de seus pacientes.

Estratégia nº 3 para ter um coração saudável: Reduzir a pressão arterial

A pressão arterial está normal quando não ultrapassa os 140/90 (ou 130/80 entre os diabéticos). Experimente as técnicas a seguir para reduzir sua pressão arterial:

Alcance e mantenha um peso saudável. Pessoas acima do peso correm mais risco de desenvolver hipertensão.

Torne-se fisicamente ativo. A prática de exercícios pode não só ajudar a evitar completamente a hipertensão como também pode ajudar a reduzir a pressão arterial dos já hipertensos. Porém, antes de iniciar qualquer programa de exercícios, consulte seu médico.

Siga uma dieta balanceada, rica em bons carboidratos. Como são ricos em nutrientes, inclusive fibras, alimentos com I.G. baixo como frutas, hortaliças e grãos integrais podem ajudar a manter sua pressão baixa.

Escolha e prepare alimentos com menos sal. Se for hipertenso ou for sensível ao sal, você pode reduzir o risco seguindo a recomendação da American Heart Association de limitar a ingestão de sal a no máximo 1 1/4 colher de chá por dia.

Beba com moderação. A ingestão exagerada de álcool pode elevar a pressão arterial, independente de você sofrer ou não de pressão alta. Por isso, faça-se um favor: modere a ingestão de álcool. (Este é um bom conselho para todos.)

Estratégia nº 4 para ter um coração saudável: Controlar o diabetes

Os cientistas identificaram o diabetes como um fator de risco independente para doenças cardíacas; ou seja, mesmo na ausência de outros fatores, os diabéticos ainda correm risco de desenvolver doenças cardíacas simplesmente por serem diabéticos. (Explicamos com detalhes um problema relacionado à síndrome metabólica, que envolve a resistência à insulina e acarreta um sério risco para doença cardíaca mais à frente. Ver "Será que você tem a síndrome metabólica?" na página seguinte.) Para descobrir se você tem diabetes e tratá-lo adequadamente, siga estas diretrizes:

Faça um exame. Procure seu médico, faça o exame e discuta os resultados com ele.

Defina prioridades para suas preocupações com a saúde. Seus níveis de açúcar no sangue estão muito altos? Talvez seu colesterol LDL também esteja. Você está acima do peso? Qualquer que seja a sua preocupação, discuta com seu médico que providências deve tomar.

Trabalhe sempre junto com o médico e um profissional de nutrição. Esses profissionais poderão ajudá-lo a desenvolver um plano para atender suas necessidades. É provável que eles lhes prescrevam um regime alimentar que melhorará os fatores de risco associados à dieta. E adivinhe que tipo de dieta funciona melhor? Isso mesmo: uma dieta balanceada, rica em carboidratos com I.G. baixo, com quantidades adequadas de proteínas e gorduras saudáveis para o coração. Uma dieta composta desses alimentos saudáveis reduz comprovadamente os níveis de colesterol, os níveis de açúcar no sangue e promove o emagrecimento gradual, que também melhora a pressão arterial.

Comece a se exercitar. Não há necessidade de fazer algo especial; basta caminhar. Afinal, para caminhar, você não precisa de equipamento especial e pode fazê-lo a qualquer momento, em qualquer lugar. Se já não se exercita há algum tempo ou se deseja iniciar um programa de exercícios, consulte seu médico primeiro. Este conselho é especialmente importante para quem tem diabetes, pois o seu médico pode ter instruções especiais a lhe transmitir.

Será que você tem a síndrome metabólica?

A síndrome metabólica descreve um conjunto de fatores de risco para doenças cardíacas. Eis como dizer se você tem essa síndrome: Você é hipertenso? Seus níveis de colesterol HDL são baixos? Seus triglicerídeos são altos? O médico lhe disse que você é resistente à insulina? Seu corpo tem forma de pêra, com excesso de peso na região do abdome? Se sua resposta tiver sido positiva para quatro ou cinco dessas perguntas, é provável que você tenha a síndrome metabólica. E quanto a duas ou três respostas positivas? Com o tempo, você pode vir a desenvolver a síndrome.

Forma de maçã

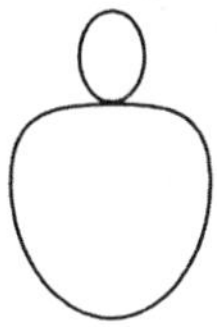

Cintura grossa, quadris finos

Forma de pêra

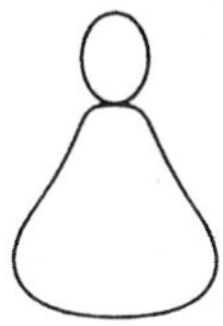

Cintura fina, quadris largos

A redução das medidas da cintura proporciona um benefício importante para a saúde, sobretudo se você tiver o corpo em forma de "maçã".

Durante vários anos, este conjunto de fatores de risco foi conhecido como síndrome X, pois os médicos não entendiam com clareza o que estava acontecendo com as pessoas que apresentavam essas características. Era um assunto muito em voga entre os endocrinologistas, médicos especializados em doenças metabólicas. De lá para cá, pesquisas mostraram que a síndrome X é, de fato, uma doença metabólica genética que coloca a pessoa em alto risco de doença cardíaca. Por isso, hoje a doença é muito comentada também entre os cardiologistas. Na verdade, hoje os profissionais de medicina monitoram cuidadosamente um número crescente de pacientes que apresentam esse grupo de sintomas.

Eis o que acontece: quando a pessoa tem resistência à insulina, o pâncreas secreta insulina suficiente para suprir a carga de glicose do organismo, mas as células não cooperam com a insulina, ou resistem a ela. Por isso, à medida que a glicose continua entrando no sangue, proveniente dos alimentos que estão sendo digeridos, o pâncreas simplesmente continua secretando cada vez mais insulina. Toda essa insulina adicional consegue manter os níveis de glicose no sangue dentro da faixa normal, mas em geral na extremidade mais alta dessa faixa.

A resistência à insulina em si não causa diabetes, embora algumas pessoas com diabetes também sejam resistentes à insulina (vide Babs, página 85). Mas a resistência à insulina leva, de fato, a níveis cronicamente altos de insulina. E esses níveis altos de insulina levam a pessoa a ter triglicerídeos altos, colesterol HDL (bom) baixo e hipertensão – todos eles riscos conhecidos para doença cardíaca.

Agora a boa nova: estudos revelaram que determinados tipos de carboidratos (sim, os de lenta digestão) aumentam a sensibilidade à insulina, o que reduz a resistência à insulina.

E acabamos de saber...

Novas pesquisas revelam que a privação de sono crônica pode contribuir para a resistência à insulina. De quantas horas de sono precisamos? De mais de seis horas e meia por noite.

Estratégia nº 5 para ter um coração saudável: Emagrecer

Você já sabe que as dietas não funcionam. Aqui está uma lista de algumas mudanças que precisamos fazer para emagrecer de verdade, reduzir o risco de doença cardíaca e ter uma aparência excelente e ótima saúde ao mesmo tempo.

Mude sua alimentação. Aos poucos, essas mudanças positivas vão se tornando hábitos duradouros. E esses hábitos terão como motivação uma saúde melhor, não o emagrecimento. Perder peso será uma conseqüência adicional!

Faça três refeições balanceadas por dia. Fazer as três refeições – bem como um a três lanches ao longo do dia – impedirá que você fique com muita fome, pois manterá seus níveis de açúcar no sangue relativamente constantes.

Não reduza drasticamente o consumo de calorias. Em geral, a maioria das mulheres consegue emagrecer com uma dieta de 1.400 calorias por dia; os homens, com 1.700 a 1.800 calorias por dia.

Estratégia nº 6 para ter um coração saudável: Incluir maior quantidade de carboidratos de lenta digestão em uma dieta balanceada

Uma das mudanças mais fáceis e mais benéficas para a saúde cardíaca que podemos fazer é incorporar uma quantidade maior de carboidratos de lenta digestão (carboidratos com I.G. baixo) na dieta do dia-a-dia. (Esta mudança está associada também a outras estratégias saudáveis para o coração, por isso podemos abordar várias delas de uma só vez.) Entre os carboidratos de lenta digestão incluem-se cereais, pães e biscoitos de grãos integrais, farinhas e outros amidos minimamente processados, bem como a maior parte das frutas e hortaliças.

Os alimentos restantes devem ser proteínas e gorduras saudáveis.

Além disso, uma dieta balanceada e saudável para o coração deve ter baixo teor de gordura saturada e colesterol. Limitando essas gorduras alimentares, haverá um grande impacto para a redução do colesterol LDL e ajudará a prevenir o enrijecimento das artérias decorrente do acúmulo de placas. Isso significa limitar as porções de alimentos ricos em gorduras, como carnes gordurosas, manteiga, molhos cremosos, produtos de padaria, frituras de imersão, queijos feitos de leite integral e outros derivados de leite integral. Lembre-se: não é preciso eliminar totalmente esses alimentos – nenhum alimento é inteiramente prejudicial –, basta ingeri-los em porções menores e com menos freqüência.

Uma dieta balanceada e benéfica para o coração deve incluir também muitas fibras. As fibras que chegam ao intestino ajudam a reduzir o colesterol LDL e os triglicerídeos. Quais são os alimentos ricos em fibras? Carboidratos como pães e cereais de grãos integrais, frutas e hortaliças.

Provas científicas a favor dos carboidratos

Diversos estudos recentes demonstraram que os bons carboidratos podem ajudar a reduzir o risco de doenças cardíacas. Outros estudos revelaram que esses mesmos carboidratos também reduzem os níveis de colesterol total e triglicerídeos e ajudam a elevar os níveis do colesterol HDL, o colesterol saudável.

Um estudo de junho de 2000 confirmou os benefícios desse tipo de carboidrato para a saúde cardíaca. Os resultados vieram do famoso Nurses' Health Study, que acompanha a história médica e o estilo de vida de mais de 120.000 mulheres desde 1976. Esse estudo específico analisava como o tipo de carboidratos que 75.000 pessoas consumiam afetava o risco de doença coronariana. Os pesquisadores estavam comparando carboidratos com índice glicêmico alto e baixo; em outras palavras, de lenta digestão e de rápida digestão.

Depois de analisar milhares de questionários sobre alimentos, os pesquisadores descobriram que os aumentos de glicose no sangue (decorrentes da digestão de carboidratos refinados) elevavam o risco de doença coronariana, sobretudo em pessoas acima do peso.

Essas descobertas questionaram a certeza com que os cientistas vinham recomendando durante anos, que para reduzir o risco de doenças cardíacas era necessário seguir uma dieta com baixo teor de gordura e rica em carboidratos. Essas novas descobertas, associadas ao conhecimento de que o excesso de insulina em circulação pode ter um impacto negativo sobre a saúde cardíaca, deveriam estimular as autoridades de saúde a especificar o *tipo* de carboidratos que deveríamos ingerir. Aqui está o que deveria ser uma recomendação mais precisa para a saúde cardíaca:

"Uma dieta balanceada deve ser rica em fibras e carboidratos de lenta digestão (com I.G. baixo) e conter uma quantidade baixa a moderada de gorduras, onde as quantidades de gordura saturada e de colesterol sejam mínimas e as gorduras monoinsaturadas e poliinsaturadas sejam ingeridas com moderação."

Estratégia nº 7 para ter um coração saudável: Largar o cigarro

O cigarro eleva a pressão arterial e aumenta o ritmo cardíaco, reduz os níveis do colesterol bom e aumenta o risco de desenvolver coágulos sangüíneos que podem provocar ataques cardíacos. E o pior, segundo a American Heart Association, o cigarro é o maior fator de risco para a morte cardíaca repentina. Para ajudar a eliminar o hábito, experimente as seguintes dicas:

Converse com seu médico. Ele pode lhe oferecer diversas opções para ajudá-lo a largar o hábito, de adesivos a chicletes de nicotina.

Entre para um grupo de apoio a pessoas que querem deixar de fumar. Essa ajuda a mais pode ser justamente o que você precisava para largar de vez o cigarro.

Não tenha medo de engordar. Tudo bem, você queimará um pouco menos de calorias em repouso depois que a nicotina sair do seu sistema. Mas grande parte do peso vem do que você coloca na boca *no lugar* do cigarro – balas, biscoitos, chocolate, pão –, todos eles carboidratos de rápida digestão, que nos fazem comer ainda mais! Portanto, comece *agora* a optar pelos carboidratos de lenta digestão e previna o ganho de peso quando resolver parar de fumar.

Estratégia nº 8 para ter um coração saudável: Ter uma atividade física regular

Nossa vida é sempre muito agitada, por isso às vezes é difícil encontrar tempo para praticar exercícios ou manter a motivação para lhes dar continuidade. Aqui estão algumas dicas que podem ajudá-lo na prática de exercícios, muitas delas do President's Council on Physical Fitness and Sports:

Consulte o médico primeiro. Se estiver iniciando um programa de exercícios ou se está parado há muito tempo, consulte seu médico antes de iniciar um programa de exercícios.

Incorpore os exercícios a sua rotina diária. Reserve um horário para se exercitar todo dia e cumpra-o. Se você tiver em sua agenda uma hora reservada para praticar exercícios, será mais fácil cumprir o "compromisso".

Convide um(a) amigo(a) para se exercitar junto. A probabilidade de cumprirmos nosso programa de exercícios aumenta quando os praticamos junto com alguém.

Descanse quando precisar. Você não está competindo, está se exercitando para se manter saudável. Portanto, descanse quando precisar. Mas não pare de repente quando estiver se exercitando vigorosamente, ou você pode ficar tonto e até desmaiar.

Beba muita água. Não se esqueça de beber muita água antes, durante e após o exercício. Não espere ficar com sede.

Mantenha um registro de seu progresso por escrito. Monitorar o progresso, seja em quilômetros de caminhada ou no tempo de musculação, pode fazer milagres em termos de motivação.

Exercite-se ao som de sua música favorita. Dance pela sala ou caminhe ouvindo música no *walk-man*. (Cuidado: não aumente muito o volume, para poder ouvir os sons ao seu redor.)

Procure distrações. Se não gosta mesmo de praticar exercícios, opte por uma bicicleta ergométrica, ande na esteira ou levante peso enquanto assiste a seu programa favorito na televisão. Você nem sentirá o tempo passar.

Use roupas confortáveis. Quanto mais confortável você estiver se sentindo, maior a sua probabilidade de gostar da atividade física.

Estratégia nº 9 para ter um coração saudável: Controlar o estresse

Vivemos correndo de um lado para o outro – das reuniões no trabalho às reuniões depois do trabalho, do futebol das crianças às aulas de música. Eliminar o estresse de vez parece ser um sonho impossível. Felizmente, aqui estão algumas dicas que você pode fazer para controlar sua vida.

Aceite que o estresse existe. Talvez você se sinta reconfortado ao constatar que o estresse é apenas uma parte da vida e que todos estamos no mesmo barco.

Identifique as causas do estresse. Identificar a origem do estresse – seja no trabalho, problemas familiares, preocupações com a saúde, excesso de peso ou cuidar de pais idosos – pode ajudá-lo a descobrir o problema e encontrar soluções.

Exercite seu controle. Tente determinar que fontes de estresse você pode eliminar e encontre maneiras de desmembrar problemas maiores em partes menores, que possam ser resolvidas. Depois, aborde uma parte de cada vez.

Desenvolva uma rede de apoio. Você não tem que enfrentar tudo sozinho. Ligue para os amigos e para a família e peça ajuda para enfrentar as fases mais difíceis ou apenas ouvi-los. E lembre-se de que alguns tipos de estresse requerem ajuda profissional.

Opte pelos carboidratos de lenta digestão. Por serem digeridos lentamente, esses alimentos nos afastam da montanha-russa provocada pelo açúcar e nos dão muita energia. Com energia, nós nos sentimos no controle e mais aumenta o nosso bem-estar.

Pouca gordura saturada + carboidratos com índice glicêmico baixo = saúde cardíaca

Aqui está um resumo de uma alimentação propícia à saúde cardíaca ideal:

- Siga uma dieta balanceada.
- Ingira 50 a 60% das calorias diárias sob a forma de carboidratos.
- Opte por carboidratos com índice glicêmico baixo, de lenta digestão.
- Limite as calorias provenientes da gordura a 25% - 35% das calorias totais.
- Reduza a ingestão diária de gordura saturada para menos de 7% das calorias totais.
- Opte pelas gorduras poliinsaturadas e monoinsaturadas.
- Consuma menos de 200 miligramas de colesterol por dia.
- Aumente gradualmente a ingestão de fibras para 20 a 30 gramas por dia.

Histórias reais do clube dos corações saudáveis

A história de Marty

Marty é um professor universitário de 56 anos. Tem 1,74m de altura e pesa 107 quilos (IMC de 35, ou moderadamente obeso). Divorciado há 15 anos, Marty mora sozinho e incorpora rigorosamente uma caminhada de 20 minutos à sua rotina diária; além disso, tenta jogar basquete uma ou duas vezes por semana. Marty não toma o café da manhã durante a semana e almoça entre uma aula e outra. Costuma preparar seu jantar em casa. Quando tinha 43 anos, Marty sofreu um ataque cardíaco. Desde que lhe prescreveu medicação para reduzir o colesterol, seu cardiologista está satisfeito com os resultados obtidos em seus exames de sangue. Durante seu último exame, porém, a pressão arterial de Marty estava ligeiramente alta e seus níveis de açúcar em jejum estavam acima do normal.

A dieta de Marty: antes

Café da manhã: Quatro xícaras de café preto (entre as seis e as dez da manhã).

Almoço: Hambúrguer, batata frita média, coca *light*.

Lanche: Coca *light*.

Jantar: Filé de 340 gramas, meia porção de *fetuccine* Alfredo, salada, água.

A dieta de Marty o está transformando em um sério candidato a um segundo ataque cardíaco. A quantidade de calorias é excessiva (cerca de 2.600 por dia) e suas refeições contêm gordura e sódio demais e fibras de menos. E o que é pior: Marty geralmente come metade de suas calorias diárias tarde da noite. Uma caminhada diária de 20 minutos e os jogos de basquete de vez em quando não poderiam compensar seus hábitos alimentares pouco saudáveis e a falta de três nutrientes de peso: frutas, vegetais e laticínios desnatados. Sua hipertensão e obesidade moderada sofrem o efeito direto de sua alimentação.

Marty prova que a medicação para reduzir o colesterol não basta para a saúde cardíaca; ele precisa fazer algumas mudanças em seu estilo de vida, como melhorar a alimentação, exercitar-se mais e controlar o estresse.

Marty afirma que nunca sente fome, provavelmente por causa da quantidade de gordura que ingere – o equivalente a mais ou menos 1.500 calorias por dia. Ele sabe que sua alimentação não é saudável, mas não sabe o que fazer para mudar.

Como melhorar a alimentação de Marty?

Para começar a seguir uma dieta mais saudável e mais balanceada, Marty poderia comer um café da manhã consistindo em pão ou cereal de grãos integrais com baixo I.G., leite desnatado e frutas. Admite que na hora do almoço seria fácil comprar na lanchonete um sanduíche de peito de peru no pão de centeio, acompanhado de salada e uma fruta. Sua nova regra para o jantar, seja em casa ou em um restaurante, poderia ser encher metade do prato com hortaliças. Assim, as porções de amidos e proteínas, os alimentos que contêm mais calorias, seriam automaticamente controladas.

A dieta de Marty: depois

Café da manhã: Dois *pumpernickels* com pasta de amendoim natural, sem sal, geléia de frutas e uma xícara de café.

Lanche: Um prato de cereal integral, uma xícara de leite desnatado e uma fatia de melão.

Almoço: (Levado de casa.) Sanduíche de queijo *light* com pimentão no pão de centeio, pêra, água.

Lanche: (Duas ou três vezes por semana.) Chocolate quente sem açúcar, dois ou três biscoitos integrais

Jantar: Uma xícara de arroz integral cozido no vapor, duas xícaras de hortaliças cozidas no vapor, um peito de frango pequeno grelhado, água.

Sobremesa: Um punhado de uvas.

Parece muito, não é? Mas você acredita que a nova dieta de Marty contém cerca de 750 menos calorias do que antes? Além disso, ele reduziu em 70% a ingestão de gordura!

A nova dieta de Marty faz sucesso

Marty passou a gostar de sua nova alimentação e não teve dificuldade de se adaptar às mudanças. E os resultados estão aparentes: depois de seis meses, ele havia emagrecido mais de dez quilos! (Dez por cento de seu peso corporal – a solução dos 10%.) Além de jogar basquete uma ou duas vezes por semana, ele começou a jogar golfe e tênis e conseguia tempo para caminhar na esteira todo dia. Como resultado dessas mudanças, sua pressão arterial está normal e sua glicose em jejum caiu 35%, o que o levou de volta à faixa normal,

Será que Marty continuará seguindo refeições saudáveis e praticando seus exercícios? Eis a resposta: "Não é difícil seguir uma dieta rica em fibras e com baixo teor de gordura. Não só passei a me sentir muito melhor como também meu médico me disse para continuar assim, pois as mudanças estão funcionando. É o que vou fazer!"

A história de Marco

Marco é outro exemplo de como as mudanças podem se tornar hábitos, que se transformam em um estilo de vida saudável. Marco, um homem de 56 anos de ascendência hispânica, trabalha para uma agência de notícias. Tem 1,75m de altura e pesa 114 quilos (IMC de 34, moderadamente obeso). Aos 54 anos, recebeu o diagnóstico de diabetes tipo 2, que controlava tomando duas pílulas por dia. Além disso, tinha a pressão um pouco alta, e o uso de medicamentos parecia não fazer efeito. Em um exame de sangue recente, constatou-se também que ele está com o colesterol alto. Marco não fuma, de vez em quando toma um copo de vinho no jantar e tenta caminhar dois quilômetros três vezes por semana, o que lhe toma 20 minutos. Reclama de estar sempre cansado e com fome.

A dieta de Marco: antes

Café da manhã: Quatro xícaras de café com leite semidesnatado, torrada com requeijão.

Almoço: Salada de atum no pão de centeio, sopa de mariscos, alguns salgadinhos, Pepsi *diet*.

Lanche: (Ao longo do dia.) Chips, biscoitos, *pretzels*, chá gelado *diet*.

Jantar: Carne assada, batata frita, brócolis no vapor, escarola refogada em azeite, salada de tomate e cebola, molho de *blue cheese,* copo de vinho.

As refeições de Marco parecem bastante típicas: ricas em calorias e gordura. Este estilo de alimentação, com alto teor de gordura, contribuía para sua obesidade e seu excesso de peso afetava negativamente condições como diabetes, colesterol alto e hipertensão. E, para piorar ainda mais as coisas, Marco tomava café o dia inteiro. Sua caminhada de 20 minutos dia sim, dia não, era um passo na direção certa, mas um passo pequeno.

Como melhorar a alimentação de Marco?

Uma análise mais detalhada da alimentação de Marco revela que somente 30% de suas calorias diárias eram provenientes de carboidratos e os carboidratos que ele ingeria tinham I.G. alto: torrada, salgadinhos, batata, *pretzels*. Junto com o fluxo constante de cafeína (de bebidas como café, Pepsi *diet* e chá gelado), esses carboidratos de rápida digestão elevavam seus níveis de açúcar no sangue e abriam seu apetite. Se ele começasse a optar por pães e biscoitos integrais e grãos cozidos de I.G. mais baixo, como massas ou arroz integrais, e reduzisse a ingestão de cafeína, começaria a se sentir mais satisfeito com menos calorias. Com o tempo, seus níveis de açúcar no sangue, colesterol, pressão e peso diminuiriam. Além disso, ele teria muito mais energia.

A dieta de Marco: depois

Café da manhã: All Bran com uma xícara de leite desnatado, uma maçã, café descafeinado.

Almoço: Uma salada verde grande com peito de frango grelhado, molho com vinagre balsâmico, um pão sírio, um prato de morangos, água com gás.

Lanche: Um punhado de castanhas ou nozes.

Jantar: Dois filés de tilápia cozidos em vinho branco, uma espiga de milho, aspargos no vapor, salada de tomate e cebola com queijo ralado, azeite e vinagre, um punhado pequeno de uva roxa, refrigerante *diet* sem cafeína.

As pequenas mudanças feitas por Marco geram grandes resultados

Depois de apenas cinco meses e algumas mudanças alimentares na rotina e de exercícios, Marco perdeu 11 quilos – o bastante para que o médico suspendesse os medicamentos para diabetes e hipertensão, já que seus exames estavam normais. Depois de 18 meses, Marco continuou mantendo seu novo peso, de 94 quilos, dez quilos a menos que seu peso original, e ligeiramente mais de 10% de seu peso total. Seu açúcar no sangue, sua pressão arterial e seu colesterol continuaram normais – sem necessidade de medicamentos. Marco seguiu o conselho de Hipócrates ao pé da letra: "Deixe que o alimento seja seu remédio." Hoje, ele se vê da seguinte maneira: "Estou me sentindo tão bem atualmente que nem consigo acreditar. Estou caminhando todo dia e consigo correr metade do percurso. Nunca tive tanta energia!"

Conclusão

- A doença cardíaca é a principal causa de morte entre homens e mulheres americanos. Porém, com o controle dos fatores de risco, as probabilidades de morte por doença cardíaca diminuem.
- Você pode reduzir o risco de doença cardíaca e a hipertensão arterial seguindo uma dieta balanceada, com carboidratos de lenta digestão, proteínas e gorduras saudáveis para o coração.
- Para reduzir o risco de um ataque cardíaco, siga estas recomendações:
  - Se for hipertenso, reduza sua pressão arterial.

- Reduza os níveis de colesterol total e colesterol LDL.
- Aumente os níveis do colesterol HDL.
- Emagreça se estiver acima do peso.
- Descubra se tem diabetes e controle o problema.
- Pare de fumar.
- Exercite-se durante pelo menos 30 minutos por dia.
- Controle o estresse.

- Uma dieta saudável é resultado de hábitos alimentares saudáveis. Talvez você precise de medicamentos para controlar os fatores de risco para doenças cardíacas, mas por que não dar uma mãozinha também? Deixe que os alimentos sejam seu remédio!

8
CARBOIDRATOS BONS PARA CRIANÇAS

As crianças têm necessidades calóricas e nutricionais singulares que mudam à medida que vão crescendo. Além disso, para elas, alimentação é uma coisa totalmente diferente do que para os adultos: o valor nutricional dos alimentos não tem nada a ver com o fato de os ingerirem ou não. E costumam esquecer a fome quando estão brincando com os amigos ou andando de bicicleta. Mas os alimentos, sobretudo aqueles densos em nutrientes, são essenciais para a saúde e o desenvolvimento normal de uma criança.

Entretanto, por mais importante que a alimentação seja para o crescimento da criança, parece que muitas ignoram esse fato. Vamos às estatísticas:

- Treze por cento das crianças entre seis e 11 anos de idade estão acima do peso.
- Quatorze por cento dos adolescentes entre 12 e 19 anos estão acima do peso.
- A saúde de cerca de dez milhões de crianças em idade escolar está em risco devido ao excesso de peso.
- Aproximadamente 10% dos adolescentes entre 12 e 19 anos têm colesterol alto.
- Esses números refletem as atuais condições do peso das crianças americanas. Pesquisas contínuas sugerem que a prevalência de sobrepeso e obesidade na infância é muito

maior nos Estados Unidos *do que em qualquer outra parte do mundo*. Essas estatísticas funcionam como um apelo aos pais, médicos, professores e líderes comunitários e governamentais *para que se tome alguma providência*.

O importantíssimo primeiro ano

O bebê cresce mais durante o primeiro ano de vida do que em qualquer outro período – por isso suas exigências de energia são enormes. O peso de um bebê saudável ao nascer dobra nos quatro primeiros meses de vida e triplica no primeiro ano. Os bebês extraem a energia e os nutrientes para esse crescimento dos alimentos – do leite materno ou artificial e, depois, de papinhas. Por serem pequenos, precisam de pequenas quantidades de alimentos. Porém, com base em seu peso corporal, os bebês precisam proporcionalmente do triplo das calorias necessárias a um homem adulto! E para promover o crescimento saudável, essas calorias devem estar repletas de nutrientes e ser balanceadas.

Você sabia... que um homem adulto de 80 quilos pode suprir suas necessidades nutricionais ingerindo 2.400 calorias por dia? Isso corresponde a 30 calorias por quilo de peso corporal. Entretanto, um bebê de quatro meses com seis quilos e meio precisa de cerca de 630 calorias por dia, ou aproximadamente 100 calorias por quilo de peso corporal. (Se esse homem de 80 quilos comesse de acordo com as necessidades de um bebê, consumiria quase 8.000 calorias por dia!)

Os bebês precisam de gordura

Para crescer com saúde, as crianças com menos de dois anos de idade precisam ter a gordura adequada na alimentação – por isso as mães devem lhes dar leite integral, não desnatado ou semidesnatado.

O corpo em crescimento precisa de mais calorias

As necessidades de energia e nutrientes acompanham naturalmente o crescimento da criança. Por exemplo, uma criança de um ano de idade precisa de cerca de 1.000 calorias por dia; aos dez anos, suas necessidades de energia pulam para 2.000 calorias por dia. Os pais podem suprir as demandas de energia dos filhos oferecendo-lhes uma dieta rica em alimentos saudáveis e densos de nutrientes – não uma dieta *densa de calorias*, mas *desprovida de nutrientes.*

Crianças maiores e alimentação

Todos sabem que os adolescentes comem muito. (Os meninos ganham o prêmio de consumo de alimentos, com um estômago que parece um saco sem fundo!) As necessidades de energia da criança são determinadas pelo tamanho do corpo, a taxa de crescimento atual e o nível de atividade física. Como os meninos tendem a crescer mais rápido e desenvolvem mais massa muscular magra do que as meninas, suas necessidades de energia são especialmente altas. As meninas normalmente começam a crescer antes dos meninos e terminam o esporão do crescimento antes. A fase de crescimento maior das adolescentes dura cerca de cinco anos (dos 10 aos 15); a dos meninos adolescentes dura cerca de sete anos (dos 12 aos 19). Portanto, as altas necessidades de energia das meninas atingem seu pico antes e caem mais rápido do que as dos meninos.

Os adolescentes podem desenvolver péssimos hábitos alimentares que talvez os persigam pelo resto da vida adulta: costumam pular refeições ou comer uma *pizza* inteira tarde da noite; podem se empanturrar de sanduíches e porcarias, refeições e lanches pobres em calorias enquanto o corpo usa toda energia para crescer. Mas depois que os níveis de crescimento se estabilizam e as necessidades de energia caem, para onde irão todas essas calorias a mais? (Quem não lembra a resposta para essa pergunta deve voltar ao capítulo 5, que aborda o controle do peso.)

A melhor maneira de os adolescentes em crescimento suprirem suas enormes necessidades nutricionais é seguir a dieta balanceada apresentada no capítulo 1.

Alimento: o melhor amigo ou o pior inimigo da criança?

Quem nunca viu uma criança pequena se recusar a comer as ervilhas que a mãe colocou em seu prato? Ou o espinafre? Ou até a tomar um copo de leite? Como é que pode uma criança comer um prato de macarrão toda noite no jantar e não enjoar? O que leva um adolescente a se recusar a levar o almoço para a escola se o melhor amigo também não levar? Os obstáculos a uma alimentação saudável para as crianças são muitos. Aqui estão alguns deles:

Um estômago pequeno. O estômago das crianças fica cheio rápido demais. O segredo é fazer com que eles comam primeiro os alimentos mais saudáveis. Assim, eles obtêm os nutrientes de que precisam antes de ficar cheios demais. A alimentação de crianças pequenas deve ser variada, em pequenas porções; ao crescerem, o tamanho das porções vai aumentando.

Paladar viciado. A boca das crianças é muito sensível à temperatura; além disso, suas papilas gustativas são mais numerosas do que as dos adultos. Essas diferenças poderiam explicar por que as crianças tendem a gostar de uma variedade mínima de alimentos. Ao crescerem, normalmente começam a gostar de outros sabores, texturas e temperaturas. É uma boa idéia expor as crianças a uma grande variedade de alimentos, inclusive hortaliças, frutas e pães e cereais de grãos integrais; tente torná-los o mais interessantes e saborosos possível. Criança não se importa com questões como saúde e boa nutrição; se não for gostoso, não experimentam.

Prova de independência. A necessidade das crianças de declarar sua independência também pode se manifestar durante as refeições. Com o amadurecimento da criança, essas questões tendem a desaparecer, sobretudo quando os pais lidam com as batalhas alimentares com paciência, respeito e compreensão.

Pressão dos pares. Tudo que as crianças desejam é se sentirem aceitas no meio onde vivem. E querem se alimentar como seus amigos e colegas, da creche à faculdade. Infelizmente, os alimentos mais populares nem sempre são os mais saudáveis (na verdade, *quase nunca* são os mais saudáveis), portanto, esse desejo de ser igual aos outros significa comer como os outros – alimentos com alto teor calórico, mas sem valor nutritivo. Desde que essas "porcarias" que elas comem na rua sejam compensadas por refeições saudáveis preparadas em casa, o problema não é tão grande assim. É preciso dar tempo para que a criança encontre sua identidade pessoal.

Bem, não podemos esperar que uma criança de cinco anos entenda que, com o tempo, uma dieta diária de hambúrguer com batata frita deixe depósitos de placas nas paredes arteriais, que podem levar à morte prematura por ataque cardíaco! Estamos cansados de saber que adolescentes não examinam o conteúdo de vitaminas e minerais de um alimento antes de decidirem comê-lo. Mas sabemos também que muitos jovens sofrem pressões reais e psicológicas por estarem acima do peso. E hoje o número de crianças diagnosticadas com o diabetes do tipo 2 – que antes era chamado de *diabetes com início na vida adulta* –, por causa do seu estilo de vida, aumenta cada vez mais.

Os números dizem tudo

Se você não vive sem um *fast-food,* é melhor evitar as refeições grandes demais (a moderação é um dos segredos de uma dieta balanceada). Por exemplo, compare os seguintes números:

Porções normais (moderadas)	**Porções grandes**
Hambúrguer tradicional	*Cheeseburger* duplo com *bacon*
Porção de batatas fritas pequena	Batata frita grande
Refrigerante pequeno	Refrigerante grande
627 calorias	**1.805 calorias**
10 gramas de gordura	**84 gramas de gordura**

Vamos identificar os problemas

As crianças precisam ter uma dieta balanceada contendo calorias adequadas – não excessivas – e praticar atividades físicas diariamente. Até aqui, nada de novo, você diria. Nem muito interessante. Bem, não há nada de interessante tampouco em uma criança que desenvolve diabetes tipo 2 na sétima ou oitava série. Ou em crianças que não podem brincar, correr e andar de bicicleta com os colegas do jardim-de-infância porque estão obesas. Ou jovens que sofrem ataques cardíacos aos 21 anos de idade. Infelizmente, esses eventos trágicos estão acontecendo com um número cada vez maior de crianças e adultos todo dia. E mais, os especialistas nos dizem que essa tendência só vai piorar.

As coisas precisam mesmo piorar? Não, se considerarmos que algumas mudanças alimentares e a prática de exercícios podem fazer a diferença. Afinal, temos que nos alimentar, certo? Então por que não pensar nos alimentos como remédios?

Para ajudar a encontrar as melhores maneiras de melhorar a saúde de seus filhos, você pode perguntar o que é mais importante, a alimentação ou a prática de exercícios? Se estiverem cansadas e acima do peso, as crianças não terão motivação nem energia para andar de bicicleta ou jogar bola. Portanto, neste caso, obter a energia necessária dos alimentos poderia fazer toda a diferença. E se as crianças ficam sentadas no sofá diante da televisão, comendo batata de saquinho e biscoito enquanto os quilos vão se acumulando, a prática de exercícios seria ainda mais benéfica. Portanto, uma boa saúde inclui tanto uma alimentação equilibrada quanto a prática de exercícios. Vamos analisar as duas principais causas de sobrepeso e obesidade entre os jovens.

Causa nº 1: Excesso de comida. Por quê? Porque é possível comprar comida em qualquer parte, a qualquer hora do dia. E em geral essa comida é barata e rica em gorduras e calorias.

Vivemos em uma cultura de distorção das porções. Se compararmos as recomendações de porções diárias com o tamanho real das refeições e dos lanches, ficaremos chocados com a diferença. Por exemplo, um quarteirão com queijo do McDonald's, com uma porção média de batatas fritas e um refrigerante, contém 980 calorias, 46 gramas de gordura, dez colheres de sopa de açúcar e 1.300 mg de sódio. Isso corresponde a cerca de 50% das calorias, 69% da gordura, 80% do açúcar e 57% do sódio das necessidades *diárias* de uma criança de 10 ou 12 anos! (E esses números não se referem às porções maiores.) Tente usar as dicas a seguir para ajudar seu filho a seguir uma dieta mais balanceada:

Dê o exemplo. Se quiser que seu filho siga uma dieta mais saudável, o exemplo tem que partir de você! Prepare refeições saudáveis para a família inteira.

Peça ajuda ao seu filho. Se pedir, seus filhos ajudarão você a comprar e preparar alimentos e refeições saudáveis. Peça-lhes para escolher as maçãs no supermercado ou para preparar a salada para o jantar. Eles tenderão a se orgulhar (e a comer) da refeição de cujo preparo tenham participado.

Use a criatividade na hora de picar frutas e hortaliças. Dar uma apresentação interessante a alimentos saudáveis pode torná-los mais atraentes aos olhos dos pequeninos.

Peça a ajuda de seu filho para planejar o cardápio. Se ele ajudar a preparar o cardápio da semana, escolherá os alimentos de que mais gosta (e você pode orientá-lo quanto às escolhas mais adequadas).

Causa nº 2: Sedentarismo. Por quê? Porque as crianças hoje vão e voltam de carro ou ônibus da escola e das atividades extracurriculares, e a agitada vida dos pais e dos filhos não permite que tenham tempo para praticar exercícios. E mais, as crianças passam muito tempo assistindo televisão ou diante do computador, em vez de brincar ao ar livre. Além disso, sua alimentação inadequada e a conseqüente falta de energia os deixa muito cansados e pesados para correr e brincar. Aqui estão algumas maneiras de tornar seus filhos fisicamente mais ativos:

Pratique exercícios junto com seus filhos. Por que não começar novas tradições e sair para caminhar ou andar de bicicleta juntos? Você gosta de jardinagem? Faça disso um jogo e peça a ajuda das crianças. Não só eles estarão fazendo um ótimo exercício como você também estará passando mais tempo com eles.

Sirva de modelo. Se seus filhos o virem trabalhando no jardim, lavando o carro, varrendo as folhas do jardim e fazendo caminhadas, eles reconhecerão seu bom exemplo, e suas chances de seguirem o mesmo modelo aumentarão.

Pratique exercícios diariamente. Nosso corpo foi feito para se movimentar; portanto, por que não fazer com que seu filho inclua mais *movimento* em seu dia? Afinal, subir e descer escadas não exige que vocês usem equipamento especial, sejam sócios de um clube ou tenham habilidades específicas. Se você puder ajudar a fazer dos exercícios uma parte do dia-a-dia de seus filhos, não precisará criar espaço para praticar exercícios, pois eles já estarão em movimento.

Você sabia...

Que 91% dos comerciais de alimentos que vão ao ar durante a programação infantil anunciam alimentos com alto teor de gordura, açúcar ou sal?

Que a American Academy of Pediatrics recomenda que se limite a um máximo de duas horas por dia o tempo que a criança passa diante da televisão? Pesquisas mostram que quanto mais uma criança assiste televisão, maior seu risco de níveis mais altos de colesterol.

Os bons carboidratos entram em ação

A energia vem dos alimentos que ingerimos. Quando os adultos seguem uma dieta repleta de alimentos saudáveis que fornecem quantidades consistentes de energia ao longo do dia, não ficam letárgicos. Na verdade, sempre parece haver energia suficiente para seguir em frente. Os alimentos funcionam da mesma maneira nos corpos dos jovens. Assim, uma criança cheia de energia vai à escola, participa de alguma atividade esportiva depois da escola (como futebol, balé ou natação), faz o dever de casa, ajuda no trabalho de casa e vai dormir – tudo com a energia que veio do café da manhã, almoço, jantar e lanches que fez ao longo do dia.

Mas que *tipo* de café da manhã, almoço, jantar e lanche? Refeições balanceadas, densas em nutrientes, fornecem a quantidade certa de calorias, vitaminas, proteínas e minerais que o corpo em crescimento precisa para agüentar o dia. E os carboidratos de I.G. baixo incluídos nessas refeições e lanches garantem esse suprimento constante de energia para que eles possam ter um dia fisicamente ativo – e aproveitá-lo.

Os bons carboidratos funcionam no corpo dos jovens da mesma maneira que funcionam no dos adultos. Eles proporcionam:

- A energia de que as crianças necessitam ao longo do dia na escola para se concentrar e se manterem despertas. Uma mente que divaga demais às vezes é indício de um corpo faminto.
- Um suprimento constante de energia que dura até as atividades após a escola. Às vezes, as crianças demonstram pouco interesse pelas atividades extracurriculares porque seus níveis de açúcar no sangue estão baixos.
- Uma sensação de saciedade que impede que as crianças ingiram calorias desnecessárias. Vamos enfrentar os fatos: às vezes as crianças comem porque seus baixos níveis de glicose as deixam famintas, não porque seu estoque de calorias a queimar para gerar energia tenha se esgotado.

Portanto, repetindo a receita mais saudável para um corpo jovem, em crescimento:

Seguir uma dieta balanceada, com calorias adequadas – não excessivas –, inclusive carboidratos de lenta digestão, e praticar exercícios diariamente.

A fórmula de fibras ideal para crianças: um jogo fácil

Você não consegue calcular quanto de fibra seu filho deveria comer? Experimente o seguinte:

Pegue a idade do seu filho e some cinco. Este cálculo lhe dará a quantidade diária certa de fibras (em gramas) que seu filho deveria ingerir. Segredo: quanto mais seus filhos crescerem, maior será sua necessidade de ingerir fibras.

Exemplo: Uma criança de cinco anos de idade precisa ingerir dez gramas de fibras (5 + 5 = 10).

Uma criança de seis anos precisa ingerir 11 gramas de fibras (6 + 5 = 11).

Antes que você perceba, seu filho terá desenvolvido um hábito saudável.

Onde estão as fibras?

Está em busca de boas fontes de fibras para seus filhos? Aqui estão algumas:

Uma fatia de pão integral = 2 gramas

Uma fruta média = 2 gramas

Meia xícara de hortaliças cozidas = 2 gramas

Meia xícara de legumes (como feijão e lentilhas) = 6 gramas

Bons carboidratos e crianças

Pergunta: Por que os jovens têm tantas necessidades nutricionais?

Resposta: Porque estão em crescimento.

Pergunta: Como suprir melhor essas necessidades nutricionais?

Resposta: Estimulando seus filhos a comer uma dieta balanceada que contenha uma variedade de alimentos densos em nutrientes.

Pergunta: Que alimentos são densos em nutrientes mas não contêm calorias em excesso e, ao mesmo tempo, fornecem um suprimento constante de energia e impedem a fome?

Resposta: Os carboidratos com I.G. baixo.

Será que seu filho está acima do peso?

Você está se perguntando se seu filho está acima do peso? Descubra aqui. Da próxima vez que for ao pediatra, peça-lhe para desenhar a curva de altura e peso de seu filho em um gráfico. Se o percentil relacionado ao peso do seu filho for muito maior do que o percentil referente à altura, é sinal de advertência. (Isso talvez não seja verdadeiro para meninos no início da adolescência, que estão prestes a entrar na fase de maior crescimento. É nessa hora que os meninos desenvolvem músculos pesados, que podem confundir o gráfico.) Além disso, uma criança com IMC acima do 95º percentil para sua idade e peso é considerada como acima do peso.

Adeus, fofura de neném

Antigamente, acreditava-se que a gordura daquele bebê fofinho desapareceria quando ele chegasse à adolescência. Hoje não se acredita mais nisso, pois as crianças desenvolveram hábitos alimentares e estilos de vida pouco saudáveis que impedem que isso aconteça! E as estatísticas provam isso. Anos atrás, quando só os bebês eram fofos, não havia *fast-food,* a variedade de restaurantes que existe atualmente, computadores, e as crianças não ficavam sentadas diante da televisão durante horas a fio. Hoje, esses hábitos passam da infância para a adolescência e, depois, para a vida adulta. Assim, o *bebê* fofinho torna-se um *adulto* gordo.

A história de Tom

Aos 15 anos, Tom descobriu que estava com gordura demais no sangue. Tinha 65 quilos e 1,62m de altura. Estava acima do peso. O médico ficou preocupado com o perfil assustador de colesterol do adolescente: o colesterol ruim estava muito alto, o colesterol bom estava baixo e seus níveis de triglicerídeos em jejum também estavam muito altos. Como havia uma forte história familiar de doença cardíaca e diabetes nos dois lados da família de Tom, e como em geral não se usa medicação para tratar adolescentes com colesterol alto, a mãe de Tom esperava que uma alimentação mais balanceada seria o "remédio" certo para o filho. Tom não bebia nem fumava; jogava tênis uma ou duas vezes por semana e forçava-se a caminhar três quilômetros todo dia desde a consulta médica mais recente. Admitiu que estava disposto a comer uma variedade muito limitada dos alimentos aceitáveis, entre os quais se incluíam dois ou três tipos de frutas e hortaliças e excluía presunto e queijo, exceto na pizza.

A dieta de Tom (durante as férias): antes

Café da manhã:	(10:30) Três xícaras de Froot Loops, 230 ml de leite semidesnatado.
Lanche:	Um refrigerante.
Almoço:	Uma fatia de pizza de queijo, uma latinha de Coca-Cola.
Lanche:	Um refrigerante.
Jantar:	Peito de frango frito (com pele), salada de pepino com cenoura, picles, um refrigerante.
Lanche:	Duas ou três conchas de sorvete.
Ceia:	Uma maçã, 230 ml de suco de laranja, 340 ml de leite achocolatado semidesnatado.

Com uma alimentação assim (e havia pouca variação nas escolhas de Tom), ele consumia cerca de 2.100 calorias, próximo ao limite inferior da faixa adequada para suas necessidades diárias de energia. Sua ingestão de gordura (aproximadamente 50 gramas) era de apenas 21% de suas calorias totais. Mas cerca de 40% de sua ingestão calórica total vinha de "pesos leves" nutricionais, como Froot Loops, refrigerantes e sorvete. Estes alimentos forneciam ao seu organismo calorias desprovidas de valor; ou seja, seu organismo fazia o trabalho de convertê-las em glicose, mas só isso – apenas glicose e pouquíssimos dos 40 ou mais nutrientes de que ele também precisava. Sua alimentação carecia de fibras e gorduras saudáveis para o coração, além de contar com uma grande quantidade oculta de açúcar (provavelmente entre 45 e 50 colheres de chá!). Não é de se admirar que ele se queixasse de estar cansado e faminto o tempo todo, de não ter vontade de praticar esportes ou de ser fisicamente ativo durante as férias de verão. Tom vivia em uma montanha-russa de altos e baixos de açúcar no sangue.

Como melhorar a alimentação de Tom?

Nossa! Quarenta e cinco a cinqüenta colheres de chá de açúcar por dia impunham a Tom uma *longa* volta na montanha-russa. Seu ganho de peso e seus altos níveis de triglicerídeos não eram surpresa, se considerarmos sua alimentação e a história médica de sua família. Concordando em comer pães e cereais de grãos integrais e em incluir mais frutas e vegetais em sua dieta, Tom começaria rapidamente a sentir mais energia durante todo o dia. Além disso, perderia peso gradualmente, pois os alimentos com I.G. baixo nos ajudam a queimar logo a gordura em vez de armazená-la. Talvez o mais importante de tudo: uma dieta com I.G. baixo ajuda Tom a atacar os níveis elevados de colesterol e triglicerídeos.

A dieta de Tom: depois

Café da manhã: Uma xícara e meia de Nesfit, 230 ml de leite desnatado, água com um complexo polivitamínico.

Almoço: Sanduíche (peito de peru, frango ou mortadela *light*) com pão de centeio, fatias de pepino, maçã, água *ou* (somente nos dias em que ele trabalhava na pizzaria): fatia de *pizza* de queijo, maçã, coca *light*.

Jantar: Uma ou duas espigas de milho, peito de frango grelhado (sem a pele), brócolis com azeite (ela adora o modo como a mãe prepara o brócolis e come duas xícaras), dois punhados de uvas, água.

Lanche: 340 ml de leite achocolatado semidesnatado, dois a três biscoitos de aveia sem gordura.

Mais energia

Embora esse novo plano de dieta não fosse ideal, já representava uma melhora e tanto. Mais importante: Tom concordou em segui-lo. Depois de seis meses desse novo estilo de vida, o colesterol de Tom caiu 136 pontos, o que o colocou de volta na faixa normal. O mesmo aconteceu com seu colesterol LDL (o colesterol ruim), que caiu 98 pontos; seus triglicerídeos em jejum também caíram 184 pontos. Em outras palavras, todos os valores que antes estavam muito acima do normal voltaram à normalidade. Tom perdeu quase nove quilos; passou a comer menos calorias *vazias*, embora ainda estivesse ingerindo praticamente o mesmo *número* de calorias. Além disso, também estava praticando mais exercícios (nadava e andava de bicicleta quase todo dia). E como tinha mais energia, não tinha que se forçar a praticar exercícios. Seu médico ficou impressionado com a queda de colesterol e dos triglicerídeos, e sua mãe, muito aliviada por ter um plano que ajudaria o filho a comer melhor e melhorar a saúde. E Tom ficou feliz porque todos saíram do seu pé. Ele afirma: "Sei que sou chato para comer, mas acho que nos saímos muito bem, e, o que é melhor, minha mãe também acha!"

Conclusão

- As necessidades nutricionais das crianças não são as mesmas dos adultos.
- As crianças têm necessidades calóricas e nutritivas singulares que se modificam com o crescimento.
- Durante o primeiro ano de vida, os bebês crescem mais rápido do que em qualquer outro período.
- Bebês com menos de dois anos de idade precisam de gordura adequada em sua dieta para crescer.
- Assim como os adultos, as crianças e jovens devem seguir uma dieta balanceada, contando calorias adequadas – e não excessivas –, inclusive carboidratos de lenta digestão, e ser fisicamente ativas todo dia.

9
OS BONS CARBOIDRATOS E O DESEMPENHO ESPORTIVO

Dormindo, pensando, comendo, cantando ou correndo uma maratona – é a glicose que nos mantém em movimento. Existe uma relação específica entre os nossos movimentos e a fonte de energia (carboidratos) que serve de combustível para tais movimentos.

Se observarmos o estacionamento de um prédio de escritórios ou de um *shopping,* veremos carros de diferentes tamanhos e formas, marcas e cores, utilidades e preços, mas todos eles têm uma coisa em comum: precisam de combustível para andar. E não é qualquer tipo de combustível que faz funcionar esses veículos. Os carros precisam do combustível para o qual foram projetados – gasolina, álcool, gás ou diesel.

Nosso organismo, assim como os carros, também precisa de seu combustível de escolha, a glicose. E os carboidratos são a melhor "bomba" de onde podemos extrair esse combustível. Para o nosso organismo, é muito mais fácil extrair a energia dos carboidratos do que das gorduras ou proteínas, outros tipos de alimentos que ingerimos.

Por isso, quando pensamos sobre as diferentes fontes de energia para a prática de exercícios, é importante saber que o organismo prefere os carboidratos. Como os carboidratos são seu combustível de escolha, ele não precisa se esforçar muito para obter energia. Isso significa que obtemos muita energia, embora nosso organismo pareça trabalhar muito pouco. E se o organismo utilizar um número mínimo de calorias para quebrar a sua fonte de energia (por meio da digestão dos carboidratos), sobrarão mais calorias para serem queimadas durante os exercícios. E essa energia a mais pode significar a diferença entre *terminar* a corrida e *ganhar* a corrida!

Do arquivo de casos "é triste, mas é verdade"

- Somente 22% dos americanos adultos realizam o nível de atividade física regular recomendado (cinco vezes por semana durante pelo menos 30 minutos), em qualquer intensidade, durante seu tempo livre.
- Aproximadamente 15% fazem a quantidade recomendada de exercícios mais vigorosos (três vezes por semana durante pelo menos 20 minutos).
- Cerca de 25% dos adultos dizem não praticar nenhum tipo de atividade física em seu tempo livre.
- Aproximadamente 25% dos jovens (com idade entre 12 e 21 anos) dizem não praticar qualquer tipo de atividade física vigorosa.
- Cerca de 60% dos americanos não praticam atividades físicas regularmente.
- Apenas 19% de todos os alunos do ensino médio são fisicamente ativos, durante 20 minutos ou mais, nas aulas diárias de educação física.

Alto retorno

Pode ser mais caro no curto prazo, mas a utilização de combustível de boa qualidade no carro tem suas vantagens definitivas. Quando colocamos combustível de qualidade em nossos carros, eles respondem com ótimo desempenho: sem solavancos nem ruídos, um passeio seguro e agradável. Provavelmente, nessas condições, um carro também passaria menos tempo na oficina.

Com o passar dos anos, o carro continuará a funcionar de maneira confiável e dará poucos problemas. *Mas para que ele dê o melhor de si, precisamos abastecê-lo com o tipo certo de combustível.*

O mesmo se aplica a nós. Se abastecermos o nosso organismo com o melhor combustível possível, ele vai responder com alto desempenho, seja na escola, no trabalho ou em casa – durante um jogo de basquete, uma corrida ou em uma sessão de musculação na academia. Não será novidade constatarmos que as melhores fontes de glicose são os carboidratos que ingerimos.

Vamos lembrar os motivos:

- O organismo digere os alimentos que ingerimos para extrair a energia contida neles. Essa energia permite que façamos absolutamente tudo, desde respirar até nos recuperarmos de um resfriado.
- Assim como a gasolina faz os carros funcionarem, a glicose faz nosso organismo funcionar.
- Nosso organismo pode extrair glicose de todos os tipos de alimentos, mas, dos carboidratos, o processo de extração é mais simples, já que a glicose é um carboidrato.
- Como os carboidratos ajudam durante a prática de exercícios? Deixando energia de sobra após a digestão. Isso significa que teremos mais energia para gastar em exercícios.

Isso faz sentido, não é verdade? O corpo é uma máquina, como um automóvel.

Não se esqueça da água!

Precisamos de 115 a 230 ml de água a cada 15 ou 20 minutos durante a prática de exercícios, *estando ou não com sede.* Esta quantidade não está incluída nos oito ou 12 copos de água que devemos beber todos os dias. Mas não se preocupe: todas as bebidas que ingerimos contêm água, assim como a maioria dos alimentos, mesmo alimentos como pão, nozes, carne e queijo. Os únicos que não contêm água são os óleos vegetais. Por falar nisso, álcool e bebidas com cafeína não são boas fontes de líquidos; podem levar à desidratação.

Carboidratos de lenta digestão, nosso melhor combustível

Se pudéssemos ligar nosso organismo no "piloto automático", descobriríamos que nossa energia duraria mais, muito mais, até que a luz do tanque de "combustível" começasse a piscar. Os carboidratos de rápida digestão liberam rapidamente a energia recém-digerida na corrente sangüínea, onde a insulina reage e apressa-se em levá-la para as células, deixando-nos com os estoques de energia vazios. Se estivermos começando a nos exercitar, de onde virá a nossa energia se o tanque já estiver vazio antes de começarmos a viagem? Por outro lado, os carboidratos de lenta digestão nos ajudam a ir longe simplesmente pelo fato de liberarem a energia no sangue por um período de tempo maior.

Os carboidratos de rápida digestão não são tão ruins assim

Há determinadas circunstâncias em que precisamos dos carboidratos de rápida digestão. Por exemplo: durante a prática de exercícios prolongados, quando não queremos que nossos níveis de açúcar no sangue caiam muito, e depois de exercícios intensos, quando queremos acelerar o armazenamento de glicogênio, por já termos usado parte do glicogênio durante os exercícios (devemos lembrar que o glicogênio é a forma de energia armazenada do organismo rapidamente disponível).

A história de Tony

Tony é um rapaz solteiro com vinte e poucos anos que trabalha como bombeiro em tempo integral e freqüenta a faculdade algumas noites por semana. Com 1,75 m e pesando 86 quilos (IMC de 28), ele está acima do peso. A sua meta é chegar a 77 quilos – a solução de 10%. Tony é um bom atleta desde o colegial e compete em maratonas e triatlos várias vezes por temporada.

Ele percebeu que seu nível de desempenho vem caindo nas últimas competições e acredita que seu constante ganho de peso desde o fim do ensino médio é parte do problema. Não sabia como conseguiria resolver a situação: exercitava-se intensamente quase todos os dias, por isso sabia que estava queimando muitas calorias, mas também estava sempre com muita fome, fizesse exercícios ou não. Será que estava comendo demais, apesar dos exercícios regulares que estava fazendo?

Havia na sua família um grave histórico de diabetes, problemas cardíacos e obesidade, mas Tony achava que estava se prevenindo desses possíveis problemas de saúde ao praticar exercícios.

O plano de exercícios de Tony

Tony se mantém fiel a um programa de treinamento bastante vigoroso: além de correr 1.600 metros em 13 minutos, quatro a seis vezes por semana, também anda de bicicleta três vezes por semana durante 90 minutos e faz musculação de cinco a sete vezes por semana, por 30 minutos.

A dieta de Tony: antes

Café da manhã:	Duas ou três xícaras de cereal de flocos de arroz, 450 ml de leite semidesnatado
Lanche:	Banana, pêra, duas cenouras.
Almoço:	Duas fatias para sanduíche com pão branco, 85 gramas de rosbife, dois punhados de *pretzels*, uma xícara de morangos, Gatorade.
Jantar:	Um bife de 450 gramas, uma e meia xícara de vagem com aproximadamente duas colheres de manteiga, duas xícaras de macarrão, uma xícara de molho cremoso, Gatorade.
Lanche da noite:	Um pacotinho de Saltines, Gatorade.

Embora Tony fosse fiel a uma rotina de exercícios intensos, ele estava ingerindo calorias demais. Em um dia normal como o descrito acima, Tony podia chegar a ingerir 5.500 calorias e mais de 200 gramas de gordura! Mesmo para um atleta, esta dieta resultou em ganho de peso – sob a forma de gordura corporal. E devido ao histórico médico da família, sua dieta o fazia correr o risco de ter problemas cardíacos e possivelmente diabetes. Uma redução de 50% em sua ingestão calórica poderia satisfazer suas necessidades metabólicas diárias e lhe fornecer a energia necessária para seu treinamento.

Como melhorar a alimentação de Tony?

Tony ficaria satisfeito durante mais tempo se comesse um cereal com I.G. baixo no café da manhã, como Nesfit ou mingau de aveia tradicional no lugar do cereal de flocos de arroz. Ele também poderia substituir o pão branco de rápida digestão por pão sírio integral ou por *pumpernickel* integral.

Depois, poderia dividir suas porções de alimentos entre outras refeições ao longo do dia. Seus lanches podem ser compostos por iogurte *light* ou leite desnatado, aveia ou biscoitos integrais. E ele só deveria tomar Gatorade, uma bebida açucarada de rápida digestão, nos três dias por semana em que anda de bicicleta durante 90 minutos.

Nesses longos percursos de bicicleta, Tony precisa de uma fonte de energia a mais para reabastecer o estoque de glicose e glicogênio do corpo.

A dieta de Tony: depois

Café da manhã:	Duas xícaras de cereal de farelo de aveia, 350 ml de leite semidesnatado, uma maçã grande, água.
Lanche:	Um a dois punhados de uvas.
Almoço:	Duas fatias de pão *pumpernickel* integral, 85 gramas de rosbife magro, uma colher de sopa de maionese *light,* um saco (tipo *zippy*) de hortaliças cruas (cenouras *baby,* aipo, pimentão fatiado), uma pêra grande, dois biscoitos de aveia, água.
Lanche:	Uma barra de granola *diet,* 225 ml de leite semidesnatado.
Jantar:	Uma xícara e meia de *pilaf* de arroz agulhinha, 170 gramas de peito de frango com alecrim, duas xícaras de brócolis cozidos no vapor com duas pequenas porções de manteiga e duas colheres de sopa de amêndoas picadas, água.
Lanche:	Um *muffin* de maçã com canela pequeno, 225 ml de leite semidesnatado.

Como podemos observar, a menor quantidade de calorias não deixará Tony diante do prato vazio! Além disso, seu novo plano de refeições tem 50% menos calorias e 7% menos gordura em comparação com sua antiga dieta. E suas refeições não se transformaram em refeições de baixa caloria ou com pouco teor de gordura, simplesmente eliminaram os excessos.

Uma nova vantagem competitiva para Tony

Nas primeiras cinco semanas da nova dieta, Tony perdeu três quilos e meio. Depois de dez semanas, alcançou sua meta de 77 quilos. Em sua primeira competição com o novo peso, ele terminou em 66º lugar entre 200 competidores, a sua melhor marca. Tony se surpreendeu: "Nunca sonhei em correr tão rápido ou andar uma distância tão grande, de bicicleta, com metade das calorias que estava acostumado a comer!"

Passaram-se quatro anos desde que Tony começou a incorporar carboidratos com I.G. baixo em suas refeições e lanches, e ele ainda é um atleta de elite, que mantém os saudáveis 77 quilos. Até hoje, seus exames físicos e de sangue anuais não mostram sinais de problemas de saúde – a melhor parte dessa história de sucesso.

Alcançando a linha de chegada

Os carboidratos com I.G. baixo fornecem um fluxo estável de energia que dura por longo período. Além disso, não provocam elevações e reduções bruscas nos níveis de açúcar do sangue. E mais: os carboidratos de lenta digestão não oferecem perigo de altos e baixos, apenas uma viagem estável, a uma velocidade constante.

O treinamento é parte essencial dos exercícios, sejam eles para desempenho máximo ou apenas para melhorar uma habilidade física (como jogar tênis ou futebol): a prática leva à perfeição. É mais fundamental, no entanto, utilizar o melhor combustível. Na verdade, para algumas pessoas – e Tony é um ótimo exemplo –, tal prática pode levar à tão sonhada margem competitiva.

Conclusão

- Nosso organismo, assim como os automóveis, depende de seu combustível preferido, a glicose. Os melhores combustíveis são proporcionados pelos carboidratos.
- Para o organismo, é muito mais fácil extrair a energia dos carboidratos do que das gorduras ou das proteínas, o que proporciona maior energia para os exercícios.
- Os alimentos de rápida digestão são excelentes para as ocasiões em que não queremos que os níveis de açúcar no sangue caiam muito ou quando queremos acelerar o armazenamento de glicogênio.
- Os carboidratos com I.G. baixo proporcionam um fluxo lento e estável de energia por um longo período de tempo.
- E, fator muito importante, não podemos nos esquecer de beber bastante líquido ao longo do dia.

Conheça outros importantes títulos da Editora Sextante

Arthur Agatston

A Dieta de South Beach

Comer deve ser um prazer mesmo quando se está tentando emagrecer. Este é um dos princípios básicos da *Dieta de South Beach*, um plano feito a partir do que há de mais moderno na ciência para perder peso de forma rápida, saudável e sem precisar sentir fome.

Elaborada pelo renomado cardiologista Arthur Agatston, *A Dieta de South Beach* se tornou uma sensação por gerar resultados impressionantes: você pode perder de três a cinco quilos nas duas primeiras semanas e adotar novos hábitos alimentares capazes de manter seu peso a longo prazo.

Lawrence C. Katz e Manning Rubin

Mantenha o seu cérebro vivo

Você tem mais de 30 anos? Anda esquecido? Tem dificuldade para aprender coisas novas? Queremos então apresentar-lhe a Neuróbica, um extraordinário programa de exercícios para o cérebro, baseado nas últimas pesquisas da neurociência. Não se trata de acrescentar novas atividades à sua rotina, mas de fazer de forma diferente o que você realiza diariamente.

Os exercícios ajudam a desenvolver as células do cérebro, tornando-o mais jovem e forte. O resultado: uma mente capacitada a enfrentar qualquer desafio, quer seja lembrar um nome, aprender um novo programa de computador ou permanecer criativo no trabalho e em todos os setores de sua vida.

Louise Hay

Cultivando a saúde do corpo e da mente

Se nos deixarmos envolver pelo turbilhão do cotidiano, pela forma mecânica com que repetimos os mesmos gestos a cada dia, se não encontrarmos um espaço para nos voltarmos para dentro de nós e refletir, as chances de felicidade diminuem.

À medida que as atingimos, passamos a irradiá-las em torno de nós, com reflexos extremamente positivos em nosso mundo mais próximo e, de forma misteriosa, em todo o universo.

Darrin Zeer

Ioga no trabalho

Suas costas e pescoço reclamam, seu cérebro já virou geléia. Você chega em casa no auge do estresse e da exaustão, não consegue nem conversar e só quer saber de comer uma pizza e ver um pouco de televisão antes de dormir... para acordar e fazer tudo igual no dia seguinte.

Experimente alguns dos alongamentos de ioga desse livro. Eles foram criados para ser feitos em qualquer lugar, a qualquer momento: no escritório, durante reuniões, falando ao telefone ou até mesmo na cama. Esses alongamentos são suaves e relaxantes. Acalmam os músculos doloridos e diminuem a tensão. Basta você ter 20 minutos disponíveis no horário de almoço ou mesmo no intervalo entre dois telefonemas.

Dan Brown

O Código Da Vinci

Um assassinato dentro do Museu do Louvre traz à tona uma sinistra conspiração para revelar um segredo protegido por uma sociedade secreta desde os tempos de Jesus Cristo.

Momentos antes de morrer, Jacques Saunière, um dos líderes de uma antiga fraternidade que já teve como membro Leonardo da Vinci, consegue deixar uma mensagem cifrada na cena do crime que apenas sua neta, a criptógrafa Sophie Neveu, e um famoso simbologista podem desvendar.

Bradley Trevor Greive

O amanhã

O amanhã dá seguimento a *O sentido da vida,* refletindo sobre como se manter são em um mundo de conflitos, confusões e aparente loucura. Mais do que lidar com as mudanças, mostra aos leitores como manter seu otimismo mesmo quando até o chão parece estar se movendo.

É impossível ler esse livro sem um sorriso, ou mesmo uma gargalhada. Desde um babuíno esquisito a um tigre que detesta sorvete de jabuticaba, os personagens atuam de maneira irresistível, levando a mensagem do autor ao coração do leitor.

John C. Hunter

O monge e o executivo

John Daily é um executivo bem-sucedido que, de repente, percebe que vem fracassando como chefe, marido e pai. Em busca de um novo caminho para sua vida, ele decide participar por uma semana de um retiro num mosteiro beneditino.

Lá encontra Leonard Hoffman, um dos mais influentes e bem-sucedidos empresários americanos, que resolveu largar tudo para ir em busca da verdadeira essência da vida. Nesse livro extremamente envolvente, você vai aprender, junto com John Daily, princípios de liderança fundamentais para construir uma carreira de sucesso e uma vida em plena harmonia com as pessoas à sua volta.

Hal Urban

As grandes lições da vida

O que é essencial? Hal Urban responde a esta pergunta reunindo as 20 lições de vida que precisamos aprender para alcançar o sucesso e a felicidade. Sem propor fórmulas mágicas ou métodos fantásticos, esse livro nos fala de valores eternos como respeito, bondade, honestidade, compromisso e trabalho duro, e nos ensina a dar valor ao que realmente é importante em nossa vida.

Conheça os 25 clássicos da Sextante

- *Muitas vidas, muitos mestres*, *Só o amor é real* e *Meditando com Brian Weiss*, de Brian Weiss
- *Conversando com os espíritos* e *Em busca da espiritualidade*, de James Van Praagh
- *A última grande lição*, de Mitch Albom
- *Enquanto o amor não vem*, de Iyanla Vanzant
- *A oração de São Francisco*, de Leonardo Boff
- *O ócio criativo*, de Domenico De Masi
- *Mantenha o seu cérebro vivo*, de Lawrence C. Katz e Manning Rubin
- *Por que os homens fazem sexo e as mulheres fazem amor?*, de Allan e Barbara Pease
- *Uma ética para o novo milênio* e *Palavras de sabedoria*, do Dalai-Lama
- *Histórias para aquecer o coração*, de Mark Victor Hansen e Jack Canfield
- *100 segredos das pessoas felizes* e *100 segredos das pessoas de sucesso*, de David Niven
- *Aprendendo a gostar de si mesmo*, de Louise Hay
- *Um dia "daqueles"*, *Querida mamãe* e *O sentido da vida*, de Bradley Trevor Greive
- *Você é insubstituível* e *Dez leis para ser feliz*, de Augusto Cury
- *A vida é bela*, de Dominique Glocheux
- *Faça o que tem de ser feito*, de Bob Nelson
- *Não leve a vida tão a sério*, de Hugh Prather

Informações sobre os próximos lançamentos

Para receber informações sobre os próximos lançamentos da EDITORA SEXTANTE, queira entrar em contato com nossa Central de Atendimento, dando seu nome, endereço e telefone para:

Editora Sextante

Rua Voluntários da Pátria, 45 – Gr. 1.404 – Botafogo
22270-000 – Rio de Janeiro – RJ
Tel.: (21) 2286-9944 – Fax: (21) 2286-9244
DDG: 0800-22-6306 (ligação gratuita)
E-mail: atendimento@esextante.com.br

Para saber mais sobre nossos títulos e autores, e enviar seus comentários sobre este livro, visite o nosso site:

www.sextante.com.br